U0273527

初涉脉诊 四部曲

——系统辨证脉学入门图解

主编　滕晶　齐向华

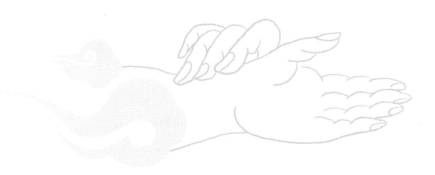

全国百佳图书出版单位

中国中医药出版社

·北　京·

图书在版编目（CIP）数据

初涉脉诊四部曲：系统辨证脉学入门图解 / 滕晶，齐向华主编 . —北京：中国中医药出版社，2021.2（2025.3重印）

ISBN 978 – 7 – 5132 – 6475 – 4

Ⅰ . ①初… Ⅱ . ①滕… ②齐… Ⅲ . ①脉学—图解 Ⅳ . ① R241.1–64

中国版本图书馆 CIP 数据核字（2020）第 193472 号

中国中医药出版社出版

北京经济技术开发区科创十三街 31 号院二区 8 号楼
邮政编码 100176
传真 010-64405721
山东临沂新华印刷物流集团有限责任公司印刷
各地新华书店经销

开本 710×1000 1/16 印张 13.5 字数 226 千字
2021 年 2 月第 1 版 2025 年 3 月第 3 次印刷
书号 ISBN 978 – 7 – 5132 – 6475 – 4

定价 98.00 元
网址 www.cptcm.com

服 务 热 线 010-64405510
购 书 热 线 010-89535836
维 权 打 假 010-64405753

微信服务号 zgzyycbs
微商城网址 https://kdt.im/LIdUGr
官 方 微 博 http://e.weibo.com/cptcm
天猫旗舰店网址 https://zgzyycbs.tmall.com

如有印装质量问题请与本社出版部联系（010-64405510）

编委会

主　编　滕　晶　齐向华

编　委（以姓氏笔画为序）

于晓晗　王　鹏　王　静

田　康　刘艳丛　李　鑫

张玺震　宋　坤　邱志皓

金美英　康　晨　彭祥瑜

序言

中医学"望、闻、问、切"四诊之中，脉诊是切诊的一部分，也是直接接触患者身体的诊法，正所谓"脉中义理极微玄，一诊传心即了然"，具有中医特色。

历数古今脉学名家，"至今天下言脉者，由扁鹊也"。自扁鹊始，又有东汉张仲景、华佗、唐代杜光庭以及宋代崔嘉彦等名医大家。明清两代，又以李时珍、张景岳、周学海等医家名士最享盛名。遍览古代脉学经典，自古《脉法》传世以来，又有《脉经》《难经》等经典巨著，数不胜数，星灿中华。然而，虽有上述脉学名家的名著传世，脉诊一直以来仍然"心中易了，指下难明""旧经秘述，奥而不售"，脉诊理论的奥涩难习已成为现代医学交流、传播和普及之重大障碍。

《初涉脉诊四部曲——系统辨证脉学入门图解》一书，是对全新脉学体系——"系统辨证脉学"的全息解构，客观直接，通俗易懂。它将"系统辨证脉学"的理论、技法通过图解的方式予以解析，从基础理论、脉诊训练、核心理论、脉诊实践四方面入手，将"系统辨证脉学"以形象图、流程图等方式生动形象地展示给脉诊学习者，为广大脉诊学习者迅速、全面、准确、熟练地掌握脉诊技术和技法提供了方法和捷径。

《初涉脉诊四部曲——系统辨证脉学入门图解》一书深入浅出、易学易懂，可供中医院校的医学生、中医临床医师、中西医结合工作者以及广大"系统辨证脉学"爱好者研习使用。

本书的编写得到了各界同仁的帮助，在此一并表示感谢。敬请有关专家指正，请读者不吝赐教。

滕 晶

二〇二一年一月七日

目 录

第一章

夯实基础，稳扎稳打
——基础理论

中医脉诊传承了几千年，一直被冠以"黑匣子"理论，输入信息、提取结果之间的分析过程是看不到的，但系统辨证脉学，以其科学的、物理的、量化的、客观的理论体系，打破了这一惯性的认识。"工欲善其事，必先利其器"，理论是认识事物的基础。对于系统辨证脉学理论体系的认识、基础理论的掌握及熟悉无疑对脉学体系的应用至关重要。

一、脉

"脉"即经脉，为气血运行提供了道路，为"血之府"，贮藏营气、血、精微物质。心主血脉，肺所主之宗气能灌心脉而助心行血，乃是血行的基本动力和辅助动力，使壅遏之营气，于经脉之中，周而复始、循而不休地运行，濡养着五脏六腑，故而五脏六腑之功能正常与否映射于"脉"。《灵枢·本神》曰："心藏脉，脉舍神。"《脉义简摩·脉语》曰："脉之所以神其用者，皆元神主宰其机也。"

脉中之血乃为神志活动的基础，神随血脉布散于周身，人体整个生命活动的外在表现，以及精神、意识和心理、思维活动均表现于脉（图1-1）。

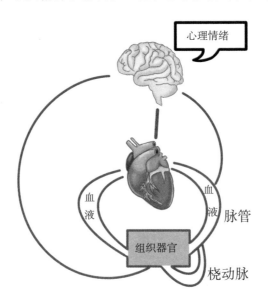

图 1-1 循环中的脉

现代研究认为，"脉"为一个密闭的循环管道系统，与心脏直接相连，在心脏有节律的搏动下，脉管有规律地舒缩，使血液在脉管内形成定向的血流，运行周身，维持人体正常的生命代谢活动。生理状态下，血液主要由血细胞、凝血因子、水、无机盐、白蛋白、球蛋白等组成；而在病理状态下，异常物质释放入血，如肿瘤细胞释放的癌胚抗原、炎症细胞、结核杆菌、病毒等（图1-2）。

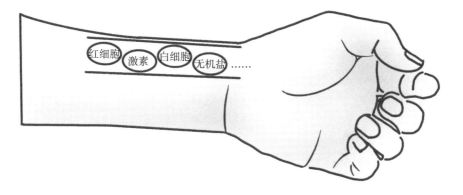

红细胞　激素　白细胞　无机盐……

图 1-2　脉管内的物质

二、脉搏

万物皆动，脉亦如此。营气、血、精微物质在经络之中循环不休地运行，进而产生搏动，其运动形式表现为进退、来去、高深、敛散、疾缓等，由此而获得的信息是广泛的（图1-3）。

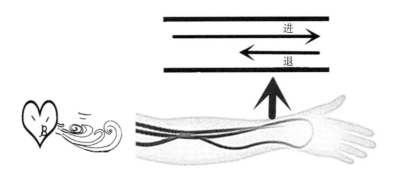

进

退

图 1-3　脉搏

现代研究发现，随着心脏节律性地收缩和舒张，其搏动对动脉血管造成有规律的扰动，脉搏可直观地反映心脏的功能。扰动沿血管方向传导，并与血流、血管壁及其周围组织相互作用形成脉搏波。脉搏波是一种客观存在的现象，是心脏的振动沿动脉血管和血流向外周传播而形成的前进波。

三、脉诊

脉诊是通过按触人体不同部位的脉搏，以体察脉象变化的切诊方法，又称切脉、诊脉、按脉、持脉，是中医四诊（望、闻、问、切）之一。《黄帝内经》（以下简称《内经》）时代，古人通过触按人体不同部位的脉搏波动（遍身诊法），以体察机体内在的疾病。自《难经》之后，确立了"独取寸口"之法。脉诊是一门精湛的诊断技术，需要经过一定的训练才能掌握。脉诊的操作首先依靠手指（指目或指腹）的感觉，诊察寸口脉血管壁的压力、张力，血流的温度、速度、黏稠度，脉形，脉势等，再运用大脑中的"知觉"对脉象要素及其关联度进行分析，这就形成一次完整的脉诊心理认知过程（图1-4）。

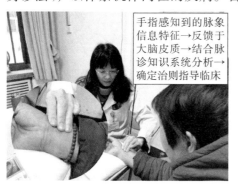

手指感知到的脉象信息特征→反馈于大脑皮质→结合脉诊知识系统分析→确定治则指导临床

图1-4　脉诊

四、脉象

1. 脉象的概念

脉象指脉搏的形象与动态，为中医辨证的依据之一。各脏腑及全身组织、形神、官窍可遍见于寸口，通过诊察脉象可了解人体生理、病理状况，亦可以推断阴阳的盛衰（图1-5）。

2. 脉象的获取

脉象的获取是一个完整的心理认知过程，这个过程包括关

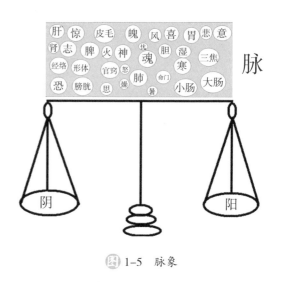

图1-5　脉象

于脉象的知觉、注意、记忆、表象、概念和推理等步骤。所以，脉象的获取应具备手指感觉系统的灵敏性、精确性及大脑知觉系统的经验丰富性（图1-6）。

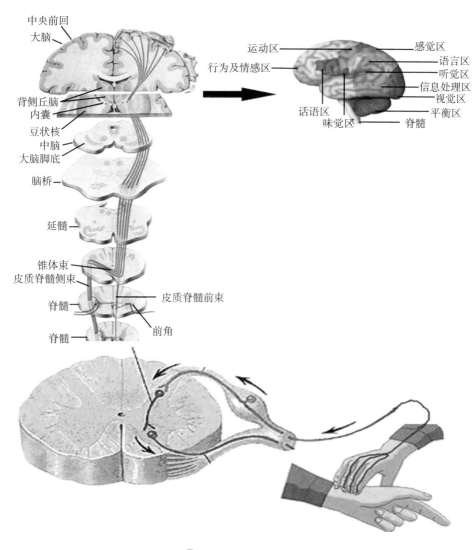

图 1-6　脉诊认知过程

3. 脉象的定位

《素问·脉要精微论》中最早概括了脉象的定位，经后世医家进一步细化形成了左、右手三部脉的脏腑定位规律（图1-7、1-8），并结合脉象的各种态势，阐明机体内部的不同功能活动。现代微观脉诊对西医脏器的定位因各家脉法的不同而存在差异。如"金氏脉学"的脏器定位（表1-1）、许跃远脉法的脏器定位（图1-9）。

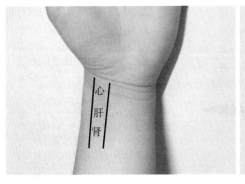

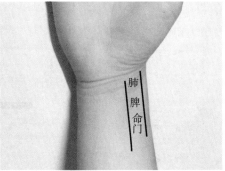

图1-7　左手寸口　　　　　　　　　　图1-8　右手寸口

表1-1　金氏脉学脉点与脏腑定位表（源自《金氏脉学》）

方向及组别		层面	浅层脉动		中层脉动		深层脉动		底层脉动
			浅层面	深层面	浅层面	深层面	浅层面	深层面	
上升支A组	A3	后位点	前颅壁	硬脑膜	蛛网膜	软脑膜	脑前部浅表组织	脑前部深层组织	眼底
		前位点	后颅壁	硬脑膜	蛛网膜	软脑膜	脑后部浅表组织	脑后部深层组织	1-3颈椎
	A2	后位点	食管上1/2段	食管下1/2段	食管中段上1/2	食管中段下1/2	食管下段	横膈	4-7颈椎
		前位点	咽喉	甲状腺	气管	支气管	肺表层组织	肺深层组织	1-4胸椎
	A1		胸壁及上肢	胸膜	心包壁层	心包腔及脏层	右心房、右心室	左心房、左心室	5-8胸椎及相连肋骨
下降支B组	B1	前点位	腹壁	腹膜	右侧：胆囊／左侧：胃浆膜层及浆膜层侧肌层	右侧：胆管／左侧：胃黏膜下层及肌层	右侧：肝表层组织／左侧：脾表层组织	右侧：肝深层组织／左侧：脾深层组织	9-12胸椎及相连肋骨
	B1	后点位	腹壁	腹膜	小肠浆膜层及浆膜层侧肌层	小肠黏膜下层及肌层	胰腺浅表组织	胰腺深层组织	1-2腰椎

方向及组别		层面 浅层脉动		中层脉动		深层脉动		底层脉动
		浅层面	深层面	浅层面	深层面	浅层面	深层面	
下降支 B 组	前点位（B2）	下腹壁	腹膜	大肠浆膜层及浆膜层侧肌层	大肠浆膜下层及肌层	肾上腺	肾脏	3-5 腰椎
	后点位	膀胱	卵巢或睾丸	子宫浆膜层及浆膜层侧肌层或前列腺	子宫内膜或男性尿道	乙状结肠	直肠	骶骨、尾骨
	B3	坐骨神经	髋关节	大腿上部	大腿下部	膝关节	小腿	踝关节及足

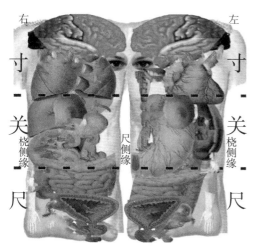
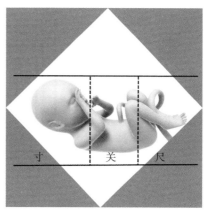

图 1-9　许跃远脉诊脏腑定位图及脉人图（源自《中华脉神》）

五、脉诊的功能

脉诊是机体信息集合体，通过脉诊可以了解机体诸多信息，不管在临床还是在社会实践方面都能起到指导作用。脉诊的功能可分为三大部分：指导辨证论治、养生调摄和指导社会活动（图 1-10）。

中医学的基本特点是整体观念和辨证论治。其中，辨证论治是中医认识疾病和诊疗疾病的基本原则，也是对疾病的一种特殊研究和处理方法。辨证论治是通过望、闻、问、切四诊来进行的。"切而知之谓之巧"，通过脉象能够判断疾病的发生、发展及变化的每一个环节和机制，为疾病的辨证提供客观而准确的依据。

在养生调摄方面，脉诊更能发挥其独到的优势，脉象能准确地判断人体体质和个性的属性，再根据不同体质和个性分别采取不同的养生调摄方法。

人们由于各自的潜质能力不同，在社会实践中都有适当和胜任的角色，这时就需要一种客观的方法来评定，脉象可以对人体进行全面综合地判定，进而指导人们的社会活动。

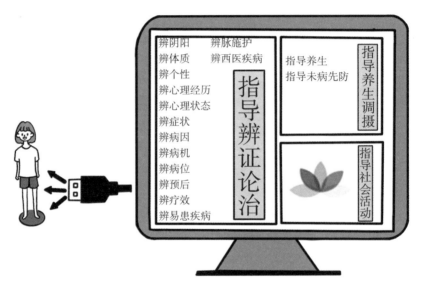

图 1-10 脉诊的功能

系统辨证脉学简介

一、系统辨证脉学的基本概念

"系统辨证脉学"是笔者在融合古今脉学研究成果的基础上，遵循系统论的基本原理和基本规律，运用中医学、认知心理学、现代信息学和物理学的基本原理，形成的具有独到见解的、容纳多学科、涵盖多层面的全新脉学体系（图1-11）。

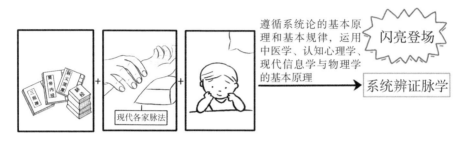

图 1-11　系统辨证脉学

脉象是一个复杂系统，在这个复杂模式系统的知觉过程中，要将其降解为各种物理特征来感受，通过手指单因素感觉所感觉到的各种单因素物理信息，我们称之为"脉象要素"。这些脉象要素分别来自于脉体、脉管壁、脉搏波和血流，根据信息的分类和来源不同，进一步分化出25对脉象要素（图1-12）。

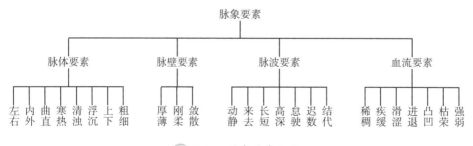

图 1-12　脉象要素分类

二、系统辨证脉学的创新

系统辨证脉学的创新内容如图 1-13。

系统辨证脉学的创新

系统性：将复杂脉象系统分化成单一物理变量的脉象要素；强调脉象要素、层次、系统之间的联系；通过脉象要素、层次之间的联系，表征疾病的不同层次，如病因、病机、病位等不同系统，抽丝剥茧，环环相扣。

回溯性：主要有两方面，一是本脉学体系认为，学习脉诊技术不是通过简单的学习语言文字就能够练就，而是应该回归到人体感觉认知功能的起点，开发体察脉象的功能，通过训练机体手指的单一感觉通道，形成大脑中对脉象的"情景记忆系统"，以便在脉诊过程中随时与患者的脉象特征进行印证，而获得脉象信息认知。即强调脉诊的学习过程应该回溯到人体的感觉本源；二是在脉诊过程中，医者根据患者当前脉象特征所表征的意义进行推理，判断、分析疾病的病因、病机发展和疾病结果，即通过脉诊达到对疾病"过程流"的回溯。

图 1-13　系统辨证脉学创新内容

第二章

开发训练，练就巧手
——脉诊训练

在学习脉诊的基本概念和 25 对脉象要素之前，首先要做的就是学习脉诊的操作，掌握了脉诊的操作，才能在接下来对基本概念和脉象要素的学习中将理论与实践相结合，在实践中加强对理论的理解与记忆。为此，我们设计了脉诊学习的训练课程，该课程分为操作训练、心理训练和感觉训练。其中操作训练分为布指训练和运指训练，心理训练包括脉诊的心理过程和脉诊心理认知培养训练，感觉训练包括脉诊常用感觉和脉诊信息的分类辨识。通过以上的训练，可以使手指的感觉功能得到进一步的开发，对脉象信息的感触更加敏感，最终练就一双诊脉的巧手。

第一节　操作训练

一、布指训练

诊脉时医者手指在脉位上的合理分布称为布指。

（一）传统脉诊的布指训练

医者和患者侧向而坐，用右手诊视患者左手，以左手诊视患者右手；布指要领分为三指平齐、中指定关、以指目按脉脊三步（图2-1）。

（二）三指平齐训练

诊脉者的手指指端要平齐，手指略呈弓形倾斜，与受诊者体表约成45°为宜（图2-2）。

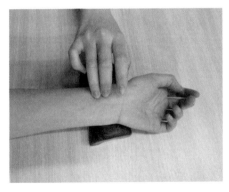

图2-1　布指训练

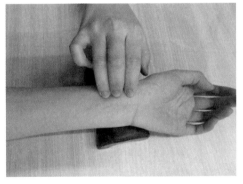

图2-2　三指平齐训练

（三）中指定关训练

医者三指平齐下指时，先以中指端按压在掌后高骨（桡骨茎突）内侧动脉处，然后食指按下关前（远心端）定寸，无名指按下关后（近心端）定尺（图2-3）。

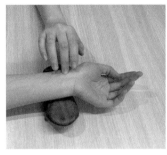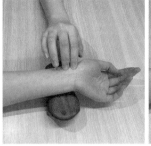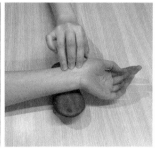

图 2-3　中指定关训练

二、运指训练

布指完成后运用手指的感觉功能进行多层次、多部位和多点位的脉象搜寻，以获得最大信息量，即运指候脉。在这个过程中需要运指技能的训练。

（一）指力的训练

锻炼指力的方法主要是放松手腕，并持久地按压一个有韧性的物体，逐步延长按压的时间，以能够持续稳定地诊满"五十动"时间为度（图 2-4）。

（二）位置稳定性训练

训练时主要根据某层的血流的速度来确定流层的位置，并能够在这个流层位置保持"五十动"的时间，中间不可出现层位的改变（图 2-5）。

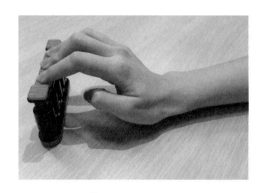

图 2-4　指力训练
按压时间要逐步延长，直至诊满"五十动"

（三）追踪训练

训练时要将手指保持在某个固定的血液流层，同时采用加压追踪的方法，保持与下降支的同步运动（图 2-6）。

通过手指的运动，追踪脉搏上升支与下降支，使手指与脉搏的上升、下降保持同步。

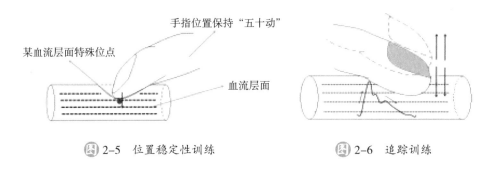

某血流层面特殊位点

手指位置保持"五十动"

血流层面

图 2-5 位置稳定性训练　　　　　图 2-6 追踪训练

（四）反应时间训练

反应时间的训练是在脉搏波时间的基础上采用逐步分割多点反应的办法，即将整体脉搏波时间先一分为二，待到训练感觉清晰了，再进行一分为四、一分为六的训练，最终达到对整体脉搏波每一个时段都能够清楚感觉为止（图 2-7）。

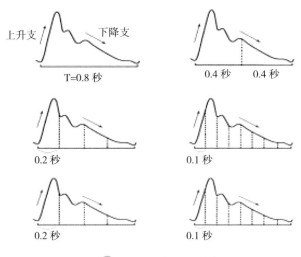

上升支　　下降支

T=0.8 秒

0.4 秒　　0.4 秒

0.2 秒

0.1 秒

0.2 秒

0.1 秒

图 2-7 反应时间训练

（五）脉象"图形—背景"认知训练

图形是指独立的、具有明确形状的部分；视野中的其余部分称为背景（图 2-8）。

背景与图形的关系并不是绝对的，而是相对的。当以图中"人脸"为背景时，"杯子"就是图形，反之，当"杯子"为背景时，"人脸"则为图形。

在平时的训练中要时刻注意区分大的脉象背景和局部的脉象图形；但是

也有个别的情况是大的脉象特征是图形，而局部的脉象特征是背景，如或寸或尺单部脉沉、凹、涩、动而其他两部浮、凸、滑时，则单部脉的特征为背景而其他两部脉特征是图形（图2-9）。因为单部脉表现的是气机郁滞的病机，而其他两部脉表现的是气逆攻冲的病变演化。这些也要在训练中逐步认识清楚。

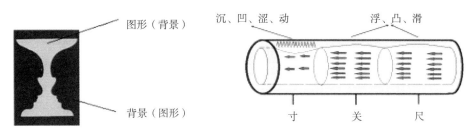

图形（背景）

背景（图形）

沉、凹、涩、动　　　浮、凸、滑

寸　　关　　尺

图2-8　背景与图形　　　　图2-9　脉象"图形-背景"训练

　　寸部的"沉、凹、涩、动"反映了机体气机郁滞，关、尺部的"浮、凸、滑"表现了气逆攻冲的病变演化，在这种情况下，寸脉代表的是背景，关、尺脉代表的是图形。

（六）总按、单按训练

　　总按的训练要点主要是三指同时下按的力度要均衡，所到达的层面要一致（图2-10）；单按则是其他二指轻轻抬起，以不脱离皮肤为准（图2-11）。

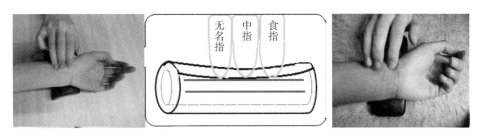

无名指　中指　食指

图2-10　总按训练　　　　　　　图2-11　单按训练
三指用力大小均衡，使三指所到达的血流层面一致。

（七）脉象知觉加工的训练

　　脉象知觉加工训练可分为"自上而下"和"自下而上"两种，如图2-12、图2-13所示。

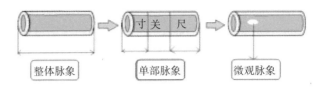

整体脉象　　　　单部脉象　　　　微观脉象

图2-12　"自上而下"式加工训练

"自上而下"，即由整体脉象开始，到单部脉象，再到微观脉象。

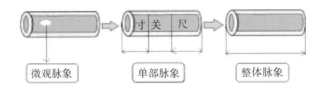

微观脉象　　　　单部脉象　　　　整体脉象

图2-13　"自下而上"式加工训练

"自下而上"，即由显现出的微观脉象特征开始，到单部脉象，再到整体脉象。

第二节 心理训练

一、脉诊的心理过程

脉诊的心理过程如图 2-14。

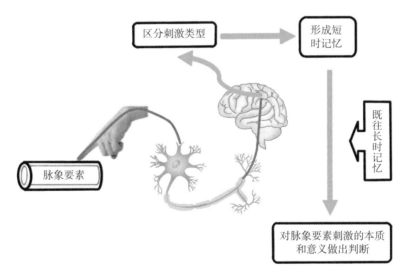

图 2-14　脉诊心理过程示意图

二、脉诊心理认知培养训练

　　脉诊心理认知培养训练是一种长期心理培养，主要目的是为了纠正、改善各种心理过程中出现的不良个性心理特征，确保最佳的心理品质。心理认知培养训练常见的内容包括注意品质的训练、"模式识别"培养、思维品质的训练、脉诊意识的培养这四个方面。

　　（一）注意品质培养

　　注意的中枢过程如图 2-15 和 2-16。

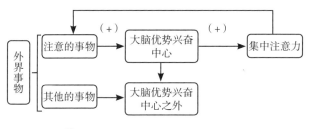

图 2-15　注意的中枢过程示意图一

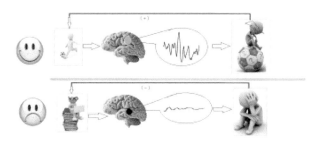

图 2-16　注意的中枢过程示意图二

1．"虚静为保"状态培养

首先放松全身，用鼻子吸气，用嘴呼气，呼吸的节奏是吸气 5~10 秒，呼气的时间是吸气的两倍。把注意力集中在吸气和呼气上，尽量不要去想其他事情。进入"虚静为保"的状态，以保持对脉象特征的"注意"功能。

2．定向和集中各种感觉培养

定向与集中感觉培训过程如图 2-17。

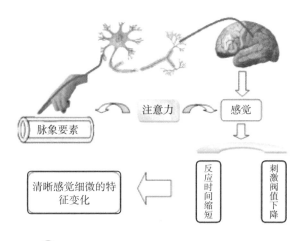

图 2-17　定向与集中感觉培训过程示意图

3. 各种感觉进行合理分配培养

各种手指感觉要同时进行培养训练，以达到脉诊中合理地分配各种感觉的"注意"能力，保证脉象完整物理信息的提取。避免过分单一的训练某种感觉，造成对其他感觉开放的抑制，形成脉诊中习惯性感觉分配的不合理，遗漏脉象特征。

4. 各种感觉稳定持续时间培养

感觉稳定持续时间培养如图 2-18。

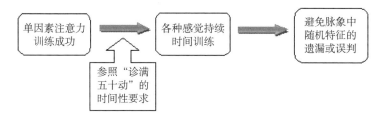

图 2-18 感觉稳定持续时间培养

5. 脉象特征之间顺利切换培养

脉象特征切换如图 2-19。

图 2-19 脉象特征切换示意图

（二）"模式识别"培养

1. 模式识别

模式识别如图 2-20。

2. 脉诊的"模式识别"过程

脉诊模式识别过程如图 2-21。

3. 思维品质培养

（1）思维过程

人体的思维过程就如同"万有引力"定律的发现一样，在"苹果落地"

这一刺激下，通过人体的感觉传导通路直至大脑，与已有的知识记忆相互作用，进行推理分析，最终得出人体感官所不能揭示的事物的内在联系和规律。这是一种更复杂、更高级的活动（图2-22）。

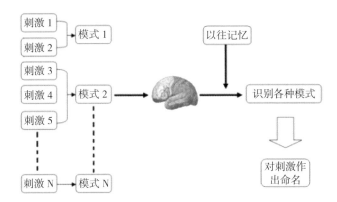

图 2-20　模式识别示意图

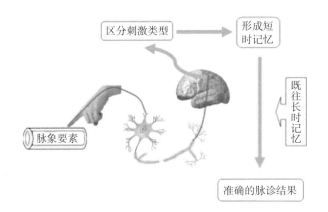

图 2-21　脉诊模式识别过程示意图

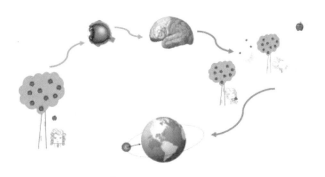

图 2-22　人体思维过程

（2）脉象的中医思维

脉象的中医思维过程如图2-23。

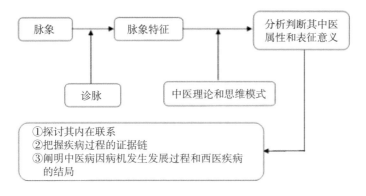

图2-23　脉象的中医思维过程

（三）思维品质培养训练

思维品质要在医疗实践活动中进行，首先应具备扎实、坚固的中医理论基础知识和中医独特的思维方式；在充分掌握脉象特征采集技术的基础上，把中医理论知识自然、灵活地运用于辨证分析脉象表征意义的过程中，这样才能熟练运用脉诊技能指导临床辨证论治。

1. 脉诊培训初级阶段

将中医基础理论贯穿于脉诊操作的始终，用中医思维来指导此项技能。

2. 脉诊培训高级阶段

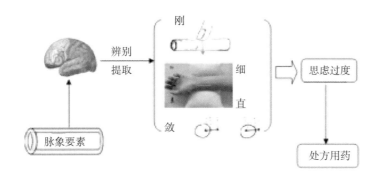

图2-24　脉诊培训高级阶段

所谓脉诊培训的高级阶段是指将形态、性质迥异的脉象要素进行辨别提取，进而分析这些脉象要素所代表的临床意义，最终确定治疗用药（图2-24）。

（四）脉诊意识培养

脉诊意识是指学习者在脉诊过程中经过大脑的积极思维过程而产生的一种正确反映脉诊技术的技能和能力，是逐渐积累起来的一种正确的心理和生理技能的反射性行动的总称。

脉诊意识包括知识体系、心智活动能力和实践经验三部分。

1. 知识体系

脉诊意识培养——知识体系如图2-25。

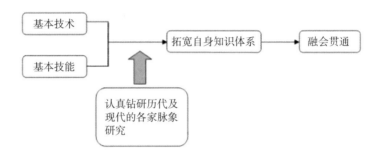

图2-25　脉诊意识培养—知识体系

2. 心智活动能力

脉诊意识培养—心智活动能力如图2-26。

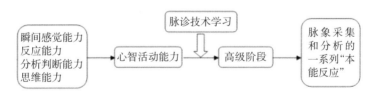

图2-26　脉诊意识培养—心智活动能力

3. 实践经验

实践经验即多诊识脉。

感觉训练

一、脉诊常用感觉

（一）触压觉

触觉和压觉在性质上类似，统称为触压觉。脉诊中侧重应用压力觉，测定压力辨识（图 2-27，2-28）。

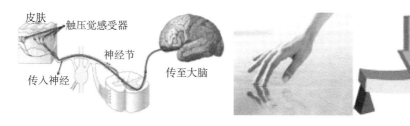

图 2-27　皮肤感觉传导过程示意图　　　**图** 2-28　触压觉

（二）振动觉

一个振动着的物体接触皮肤时产生的感觉叫振动觉。脉诊中运用手指的振动觉可以感知脉搏的起伏程度、脉搏搏动的谐振波等（图 2-29）。

（三）运动觉与位置觉

运动觉是由位于肌肉、肌腱和关节内的终末器官所调制的一种感觉，反映自己身体各部分运动和位置状态（图 2-30）。脉诊中运用手指的运动觉可以感

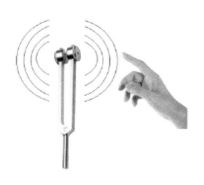

图 2-29　振动觉

知桡动脉脉搏的轴向、周向扩张和血液流动的状态等（图 2-31）。

位置觉属于深感觉的范围，不借助于视觉和触觉等而感受，用于判断身体在空间中的位置以及身体各部分的相对位置，或诱发姿势反射的本体感受性感觉。

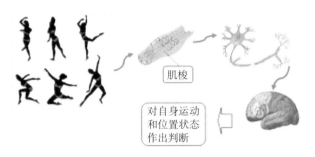

图 2-30　运动觉

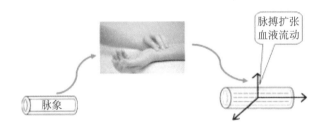

图 2-31　脉诊运动觉

（四）实体觉

实体觉是在非视觉条件下以手摸或举起物体来感觉或感知物体性质（如形状、重量）的能力。脉诊运用手指的实体觉感知脉象的整体、局部乃至微观的形状特征（图 2-32）。

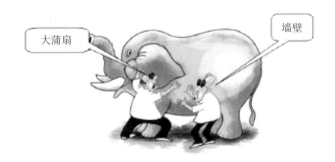

图 2-32　实体觉的感知

（五）温度觉

温度觉是由冷觉与热觉两种感受不同温度范围的感受器感受外界环境中的温度变化所引起的感觉。运用温度觉可以感知脉象的整体和某一局部和微观部位的温度特点（图 2-33）。

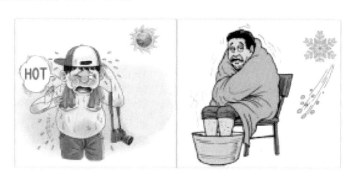

图 2-33　温度觉的感知

（六）定位觉

定位觉属于复合感觉中的一种，它是外界给予人体一个刺激，人体通过反射活动判断出刺激作用于机体某部位的能力。运用手指的位置觉和定位觉可以感知脉象在寸口部显现出的空间位置和脉象特征所处的层面、时段等（图 2-34）。

（七）两点辨别觉

两点辨别觉是区别一个或两个刺激的能力，它反映了测试手指辨别两点距离的灵敏性。两点辨别觉通常用两点阈值来进行测量。用于多个脉象特征出现的时段差异的判断（图 2-35）。

皮肤的不同部位具有不同的触觉

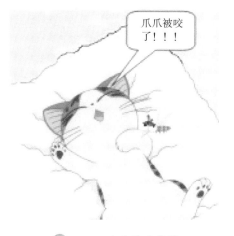

图 2-34　定位觉示意图

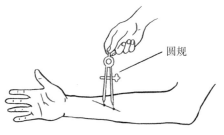

图 2-35　两点辨别觉

感受性，人体能够分辨皮肤上两个点之间的距离。如上图所示，用圆规的两脚接触皮肤，人在闭目的情况下可判断出皮肤受刺激的位置及其距离。

（八）图形觉

图形觉是机体感觉并辨别几何线条和几何符号等反映事物各类特征和变化规律的能力。脉搏搏动时其振动波均匀地向管壁外播散，运用手指的图形觉可以感知随着脉搏搏动管壁外是否存在着皱起或塌陷以及脉象特征的空间形态等（图 2-36）。

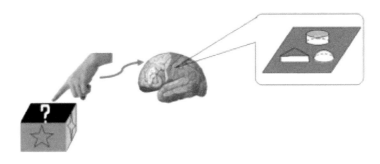

图 2-36　图形觉的感知过程

（九）精细感觉

精细感觉能辨别物体形状和性质，以及两点之间的距离。用于脉诊过程中感受血液的流利度、浓度等。

（十）重量识别觉

重量识别觉是机体具有辨别在地心引力作用下物体所具有的向下的力的大小的能力（图 2-37）。

（十一）质地识别觉

质地识别觉是分别将棉、毛、丝、橡皮等不同质地的物质放入手中时，分辨其质地的能力。运用手指的质地识别觉可以感知血液及某些脉象特征的质地特性，如软、硬等（图 2-38）。

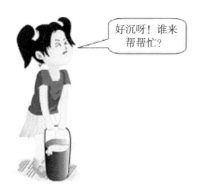

图 2-37　重量觉的感知过程

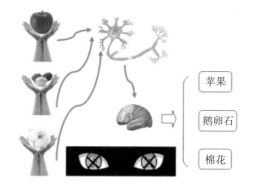

图 2-38　质地识别觉的感知过程
机体在非视觉状态下可以通过手指上的
皮肤感触不同质地的物体。

（十二）速度觉

速度觉是对物体运动的快慢程度进行分辨的感觉。运用手指的速度觉可以感知脉搏搏动在桡动脉管壁上的传导速度和血液在流动过程中速度的变化（图 2-39）。

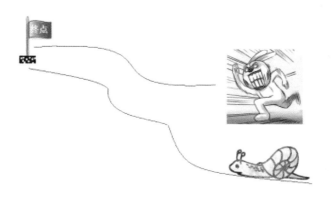

图 2-39　速度

二、脉诊信息的分类辨识

在了解了手指的各种感觉的基础上，初学者要进一步运用各种感觉感受脉象中所存在的各种物理特性，逐步理清脉象中所存在的脉象信息的分类，为脉象要素的学习打下基础。

（一）形象辨识

形象是指在脉搏搏动过程中显现出的整体和局部乃至微观的形态特征，即脉之象在空间所表现出的形状。这类特征的识别是运用手指的实体觉和图形觉（图 2-40）。

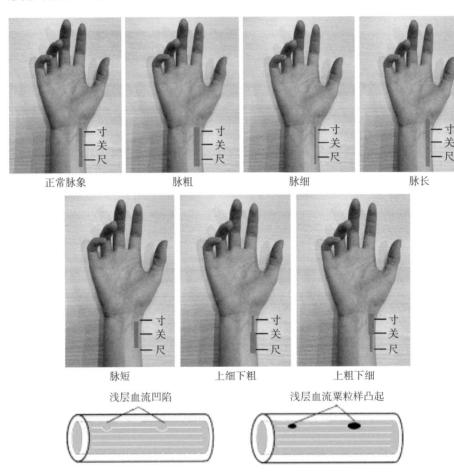

正常脉象	脉粗	脉细	脉长

脉短	上细下粗	上粗下细

浅层血流凹陷　　　　　　　　　浅层血流粟粒样凸起

图 2-40　脉象在空间位置的表现 1

以上各图仅列举了部分脉体形象，因临床上脉体形象千变万化，不能一一列举。各图所示脉管仅作示意，便于理解，并非真实人体中脉管的形状。

（二）位置辨识

位置是指脉象特征在寸口部所显现出的空间位置及某些脉象出现的血

液层流和脉搏波搏动的时段。这类特征的识别是运用手指的位置觉和定位觉（图 2-41）。

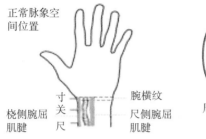
正常脉象空间位置

桡侧腕屈肌腱　寸关尺　腕横纹　尺侧腕屈肌腱

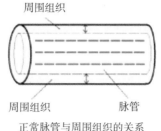
周围组织

周围组织　脉管

正常脉管与周围组织的关系

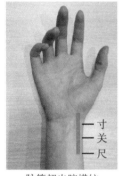
寸
关
尺

脉管超出腕横纹

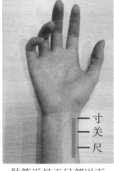
寸
关
尺

脉管近显于尺部以下

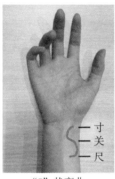
寸
关
尺

"S"状弯曲

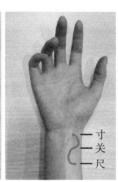
寸
关
尺

反"S"状弯曲

图 2-41　脉象在空间位置的表现 2

以上各图表述方法同图 2-40，仅作示意性描述，非人体正常结构形状。

（三）率律辨识

率律是指脉象搏动快慢和节律的均衡性。这类特征的识别是运用手指的振动觉。

正常情况下脉搏搏动的频率是 60~90 次 / 分，且节律规整；频率过快或过慢或节律不规整都具有病理意义，包括传统的数、迟、结、代脉（图 2-42）。

正常脉搏波　　　　　　脉搏波动频率过慢

脉搏波动频率过快

图 2-42　脉搏波动频率

（四）压力辨识

压力是指脉搏搏动时内部压力大小。这种特征的获取是运用手指的触压觉。根据作用力与反作用力原理，当手指给桡动脉一定的压力时，桡动脉也会给手指相同的反作用力，这种反作用力的大小即为力度特征（图2-43）。

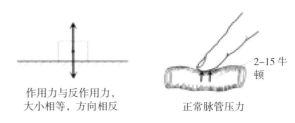

作用力与反作用力，
大小相等，方向相反

正常脉管压力

2-15牛顿

图 2-43　压力辨识

（五）张力辨识

张力是指桡动脉管壁张力的大小。该类特征主要运用手指的触压觉获得（图2-44、2-45）。

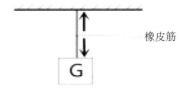

橡皮筋

G

张力是由一拉长、伸展的弦对施力者所做的反作用力。

图 2-44　张力的产生

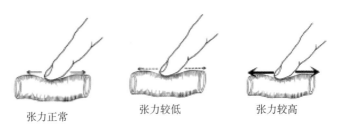

张力正常　　　　张力较低　　　　张力较高

图 2-45　脉管壁张力识别

手指作用于脉管壁时，会对脉管壁产生一个向下的力，即压力。此时脉管壁发生了形变，在沿脉管壁的方向上产生的力则为张力，该作用力大小相等，方向相反。脉管壁产生的张力的位置不局限，可以出现在桡侧，也可出现在尺侧，不同位置的张力代表了不同的病理变化。平时可用拉长的橡皮筋进行张力识别的训练。

（六）流利度辨识

流利度是指脉管内血液运行的滑利程度。该类特征运用手指的精细触觉获得。传统脉象中称为滑脉和涩脉（图2-46）。

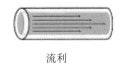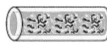

图 2-46　流利度识别

（七）黏稠度辨识

黏稠度是指脉管中血液的黏稠程度。该类特征主要运用手指的精细触觉获得。健康人体的血液黏稠度保持在一定的范围内，血液中有形成分的增加或减少，血液中水分的增加或减少，都会

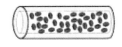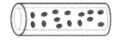

图 2-47　黏稠度识别

影响到血液的密度，导致血液黏稠度的改变，密度增高则出现稠脉，密度降低则出现稀脉（图2-47）。

（八）脉势辨识

脉势是指在脉搏形态基础上显现出的运动态势，包括了脉搏向各个方向搏动的加速度变化。脉势的辨识主要运用手指的振动觉和运动觉。

脉势特征的识别属于高层次脉诊技术，包括轴向、径向和横向等方位的脉搏收缩、舒张速度变化。脉势是构成传统脉象动脉、疾脉、紧脉的重要因素（图2-48）。

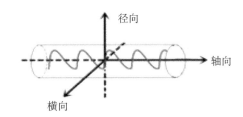

图 2-48　脉势识别

（九）枯润辨识

枯润是指随着脉内容物量的变化而出现脉内的干枯或润泽程度的变化。

该特征是运用手指的精细触觉获得。

脉象枯润程度取决于机体津液的多少，津液充足则脉荣，亏虚则脉枯（图2-49）。

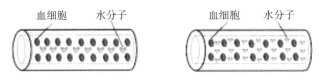

图2-49　枯润识别

（十）温度辨识

温度是指脉的整体或某一局部的温度。主要运用手指的温度觉来获得。

脉象温度变化可以出现在整体、单部或微观部位。脉象整体的寒热多表示机体体质的寒热属性，而单部和微观脉象的寒热则代表相应脏腑或局部组织的新陈代谢情况（图2-50）。

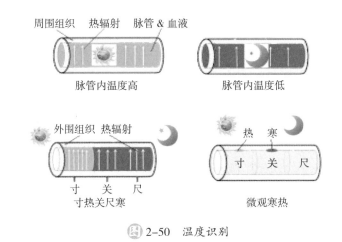

图2-50　温度识别

（十一）速度辨识

速度是指脉搏波传导和血液流动的速度，主要运用手指的速度觉来获得。一般来讲，脉搏搏动在桡动脉管壁上的传导速度，要快于血流速度，一般认为，桡动脉脉搏波的传导速度为7~10米/秒。在静息状态下血流保持自身特定的速度流动，若出现快慢的变化都表示疾病的发生，一般见于整体脉象（图2-51）。

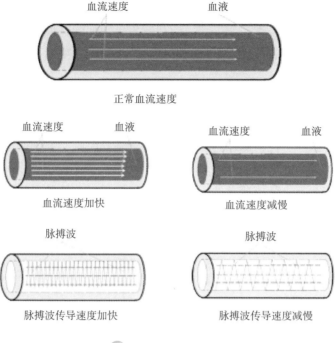

图 2-51　速度识别

（十二）均衡度辨识

均衡度是指脉搏搏动在桡动脉管壁和血液流动过程中速度的均衡程度。主要运用手指的运动觉来获得（图2-52）。

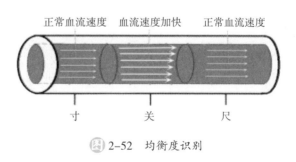

图 2-52　均衡度识别

此处仅以血流的均衡度为代表，脉搏波的均衡度与此相似，不再赘述。

（十三）质地辨识

质地是关于脉象特征物理性状的心理感受，主要用手指的实体和细腻感觉获得（图 2-53）。

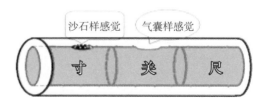

图 2-53　质地识别

正常的脉象质地感受是一种半流体的物质，性质均匀，如果出现整体形状的改变，如变得厚重，或局部、微观脉象出现如同触摸自然界某些物质的质地感受，如沙石、气囊、水囊，都预示着疾病的发生。可见于整体、局部和微观脉象之中。

（十四）附脉辨识

附脉是指随着桡动脉的搏动出现在脉管之外时隐时现的搏动，主要运用手指的实体觉和图形觉来获得。

正常情况下，脉搏搏动的振动波均匀地向管壁外播散，如果随着脉搏搏动管壁外出现条线状的皱起（非双歧脉），则表示有疾病的存在。附脉可以存在于局部，也可延长在三部脉中（图2-54）。

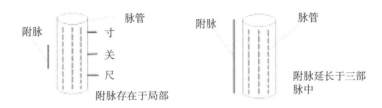

图 2-54　附脉识别

脉象特征的辨识是进行脉象诊断的基础。这些脉象特征是从脉搏搏动和传导过程中被提取出来的，是脉中包含的信息所分化出来的子系统，这些子系统相互联系，相互作用，共同形成机体某一空间或时间状态的脉象。脉象特征的正确辨识需要经过一定时间的训练，医者才能在头脑中对所搜集到的信息形成一定的"象"记忆，也才能克服"心中易了，指下难明"的难题。

第三章

百尺竿头，更进一步
——核心理论

脉诊是一种实用的中医诊断技术，注重临床实际操作。深入学习脉诊理论，形成对脉诊理论的图像记忆，是进行脉诊临床操作的基础，有助于开发手指感觉，提升脉诊水平。

脉象要素是一种能够为常人手指所感觉的单一物理现象，能够用现代的物理语言进行描述。充分开发手指感觉，有效运用感受到的脉象信息，将会进一步提高脉诊操作技术水平。

第一节 脉象要素导图

脉象要素是脉象的基本组成元素（图 3-1）。复杂脉象能够分解成多个脉象要素，脉象要素通过不同的组合能描述丰富的复杂脉象。

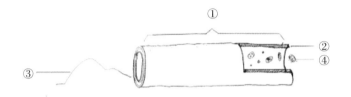

图 3-1　脉象要素
①脉体要素 ②脉壁要素 ③脉波要素 ④血流要素

几种基本的积木，通过不同的组合能够搭配成丰富的形状。26 个英语字母，能够组成大量的英语词汇。25 对脉象要素（图 3-2），能够描述大量的复杂脉象。

一、脉体要素

脉体要素是指反映脉象整体形态、特征和特性的要素。包括左右、内外、曲直、寒热、清浊、浮沉、上下、粗细八对要素。

脉波要素

动静
来去
长短
高深
怠驶
迟数
结代

血流要素

强弱
枯荣
稀稠
疾缓
滑涩
进退
凸凹

脉象要素

脉壁要素

厚薄
刚柔
敛散

脉体要素

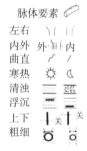

左右
内外　外　内
曲直
寒热
清浊
浮沉
上下　关　关
粗细

图 3-2　脉象要素

（一）左右

左右是根据左右手脉象特征的差异或者根据左右手的不同脏腑定位来诊断疾病（图3-3、3-4）。左右属于脉诊操作规范的范畴，不属于脉象要素，但由于包含意义的特殊性及对临床诊断的指导性，姑且将其归于脉象要素的范畴进行论述。

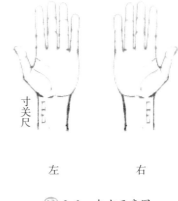

左　　　右

图 3-3　左右示意图

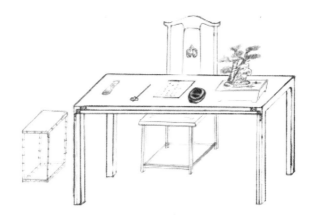

图 3-4　脉诊现场

以医者的左手诊患者的右手脉，然后以医者的右手诊患者的左手脉。寻按不同层次的血管壁、血流，以获取脉象特征，进行左右手的对比。

表征的意义如下（图3-5）。

（1）辨病变脏腑

古人对脏在寸口脉的分布认识统一，即左手寸、关、尺分别对应心、肝、肾；右手寸、关、尺分别对应肺、脾、命门。对腑的配属分布却意见不一。现代微观脉诊对西医脏器的定位根据各家脉法的不同存在差异。如"金氏脉学"的脏器定位、许跃远脉法的脏器定位。

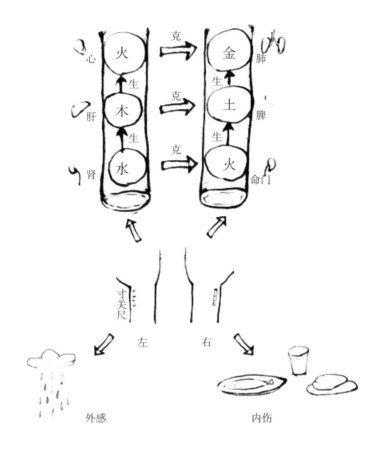

图 3-5　左右表征意义

（2）辨外感内伤

古人通过临床观察发现，左右手脉象分别体现出了外感和内伤的不同。左手脉主外感邪气，右手脉主内伤。《诊家正眼》曰："人迎主表，盛坚为外感伤寒。气口主里，盛坚为内伤饮食。"人迎表现于左手脉，气口表现于右手脉。

（3）辨外邪侵犯部位

左手脉主表，右手脉主里。外邪侵袭机体的途径有外邪袭表和直中脏腑，外邪袭表者脉象特征多表现于左手脉；外邪直中脏腑（脾胃）者的脉象特征多表现于右手脉。

（4）辨外感风寒、风热

机体感受外邪后，依据脉象特征出现在左右手脉上的不同，可以判断出外邪的性质。感受风寒邪气会在左手脉得到体现；感受风热邪气会在右手脉得到体现。《脉说》云："初病风寒，紧脉必盛于左部；初病温暑，洪脉必盛于右部。"

（5）辨气血

古人有"左主血，右主气"之说。体现在脉象上，血虚、阴虚的脉象多体现在左手脉；气虚、阳虚的脉象多体现在右手脉。

（6）辨气机升降

古人认为左为阳，右为阴，正常机体内气机的运动是左升右降。气机运行失调时，升降太过或不及能够从左右手脉象出现的特征进行判断。如升动太过则左寸脉粗、上，降下不及则右寸脉粗、上；升动不及则左寸沉、弱，降下太过则右寸沉、弱。

（7）辨病机演变

临床脉诊过程中，通过综合分析左右手脉象特征，可以判断病机演变的轨迹。如患者左关脉刚、直、（郁）动，而右关脉浮、粗、滑，就可分析得出肝木郁结、乘犯脾胃导致泄泻的判断。其证候演变的轨迹是首先肝气郁结，继之乘克脾土，脾湿运化不及故出现泄泻。

总之，脉象要素的"左右"既可以表征出传统脉法的脏腑功能和现代微观脉法的脏器解剖定位，又能表征出病因性质、侵及部位以及气机升降和证候演变过程等。

（二）内外

内指桡动脉尺侧壁及外周组织；外指桡动脉桡侧壁及外周组织（图3-6）。脉象的形成不仅与脉管及其内容物有关，也与脉管外的组织结构有关。因此，脉诊的对象不仅仅是桡动脉血管壁及血管内容物，还包括桡动脉的尺、桡侧壁和伴随血管跳动周围组织的状态。严格来说，内外不是脉象要素的范畴，而是脉诊操作规范的内容，但是由于二者所包含的意义特殊，姑且归为此类。

医者手指用力按压至桡动脉血流最大

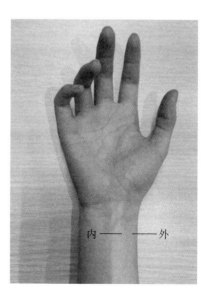

内————外

图3-6　内外示意图

层面，用形态觉、压力觉或精细触觉感受尺侧或桡侧血管壁的张力、血管壁与周围组织间结合的疏密程度以及血管壁外的压力或有无"附脉"存在等。

表征的意义如下（图 3-7）。

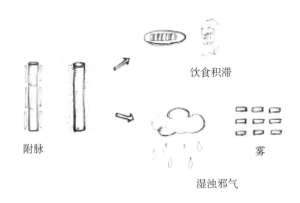

饮食积滞

附脉

雾

湿浊邪气

图 3-7 内外表征意义

（1）肌表脉络痹阻

"附脉"是指随着脉搏搏动出现在血管壁外时隐时现的"线状脉"，可出现于三部脉或单部脉的桡侧和尺侧。正常生理状态下不存在，一旦出现就表示机体感受了外界邪气或内生之邪，整体或局部的肌表脉络发生痹阻。

（2）湿邪内盛

感受湿浊邪气或饮食积滞，导致湿浊之邪停滞脉中，出现血管壁与周围组织关系紧密、界限不清的情况。

（3）元气亏虚

桡动脉搏动孤立，对血管壁外周围组织撼动减弱，表示元气大衰，多见于久病消耗过度或年老体衰之人，古人称之为"真脏脉"。

（4）心理状态的紊乱

思虑情绪过度的患者的关、尺脉刚、直，其对周围组织振动传递减少，造成血管与周围组织界限清晰；愤怒情绪明显的患者的左关脉凸、热的同时，对其血管周围的组织产生的振动传递加强。

（5）病变脏器组织的定位

正常情况下，桡动脉尺、桡侧的血管壁张力均等，疾病状况下，桡动脉尺、桡侧血管壁张力则不等。可以出现于三部整体，也可以出现于局限部位，表示对应脏器或组织的病变，许跃远称之为"边脉"。如外感寒邪，身体肌肉酸痛，则出现桡动脉桡侧壁的张力增加；腰椎等的腰部病变出现尺部桡动脉桡侧缘的张力增加。

总之，脉象要素的"内外"主要表征出疾病病变的部位、湿邪内盛、元气的虚实以及心理状态的变化。

（三）曲直

曲直是指桡动脉脉管呈现出向尺侧或者桡侧偏曲、迂曲或挺直的现象。正常情况下，医者指下的桡动脉在肱桡肌腱与桡侧腕屈肌腱之间的正中处搏动，其上覆盖着皮肤和筋膜。如果搏动的桡动脉显示偏曲于尺、桡侧腕屈肌腱，或呈现出"C"状、反"C"状、"S"状、反"S"状迂曲；或行进过于挺直，都具有病理意义，曲直要素见于整体脉象（图3-8）。

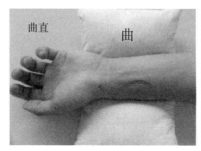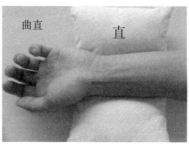

图 3-8　曲直示意图

主要运用形态觉进行曲直要素的感知。一般采用总按，感受整体脉管的空间形态及与尺、桡侧腕屈肌腱的距离。

表征的意义如下（图3-9）。

（1）辨别寒热

寒邪偏盛则桡动脉向尺侧腕屈肌腱偏曲；热邪偏盛则桡动脉向桡侧腕屈肌腱偏曲。《脉简补义》曰："寒结之，则脉形内曲；热鼓之，则脉形外曲。"

（2）辨心理状态

当人们对某种事物特别牵挂、惦念时，如特别关注工作等，桡动脉往往向内侧桡侧腕屈肌腱贴近；脉形迂曲者表明有心理的扭曲存在；脉形挺直者表示思虑过度；

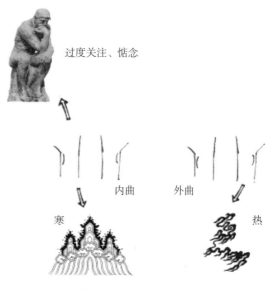

图 3-9　曲直表征意义

右侧脉象过于绷直者则表示性格耿直。

总之，脉象要素"曲直"主要表征出病邪的性质和人们的心理状态。

（四）寒热

寒热是指脉管或血流的温度出现异常的感觉。寒热要素可见于整体脉象、局部脉象和微观脉象（图3-10）。

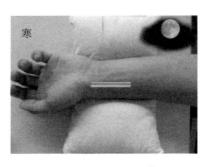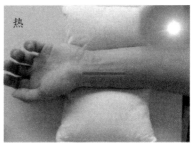

图3-10　寒热示意图

主要运用温度觉进行寒热要素的感知。可采用总按、单按和微观的指法，变化指力感知不同层面和时段的温度，不要拘束于脉形的变化。

表征的意义如下（图3-11）。

（1）辨机体体质

脏器组织新陈代谢所产生的热量是通过血液带到体表散发而出的，阳热体质者新陈代谢旺盛，体内产热较多，血管和血液的温度较高，则整体脉热；虚寒体质者新陈代谢低下，体内热量产生较少，血管和血液温度较低，则整体脉寒。

（2）辨疾病性质

寒热要素是辨别疾病阴阳属性非常重

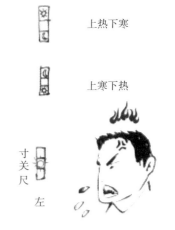

图3-11　寒热表征意义

要的依据之一，无论脉象出现怎样的脉形、脉位和脉势的改变，只要是血流温度高就是性质属阳的热性病；只要是血流温度低就是性质属阴的寒性病。尤其是沉位的血流温度更能体现出疾病性质。

（3）辨阴阳的平衡状态

机体正常的状态是"阴平阳秘"，如果上下的阴阳平衡状态被破坏，出现了"上热下寒"或"上寒下热"的证候，脉象相应就会表现出尺寒寸热或尺热寸寒的特征。

（4）辨脏腑寒热

机体脏腑、组织代谢旺盛或衰退，寒邪或热邪聚积于脏腑，脉象相应的部位均能显示出热或寒的典型特征。

（5）辨心理状态

心理状态的变化能够影响脏腑、组织的新陈代谢，这种变化能够通过脉象的变化反映出来。寿小云认为，怒脉在左关部位隆起的同时有炬然播散的热量透发感；无依无靠感的脉象表现在脉搏高峰期间的右尺脉主面及两侧位置，尺脉略细而微紧，两侧组织轻度均匀虚软，脉管周围振动觉淡薄，内侧尤其虚静冷清。

总之，脉象要素的"寒热"主要表征出机体的功能、状态、正邪的阴阳属性和心理状态的变化。

（五）清浊

清浊是指脉象清澈圆润和浑浊粗糙的指感。清脉是正常的清澈灵透的指感；浊脉是浑浊不清、粗糙不畅的感觉。清、浊脉象本是道家用来判断人的禀赋贵贱的先天宿命论观点，近年来学术界将其外延加以扩大，包括了因血液成分改变而导致的血液黏度的改变。清浊不属物理因素，而是人体手指的细腻感。清浊要素见于整体脉象（图3-12）。

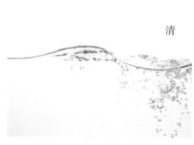
清

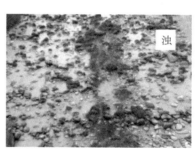
浊

图 3-12　清浊示意图

主要运用精细触觉、质地识别觉进行清浊要素的感知。脉象特征位于整体脉象的浮、中位。一般采用轻到中等指力将指目压至血流流速的最大层面来感受脉管内血液清澈或浑浊的感觉。

表征的意义如下（图3-13）。

（1）辨血质

脉清表示血液成分和流动性处于正常态，是"气血平调之候"；而脉浊则表示血液成分的改变、黏度的升高，如高脂血症、糖尿病等。

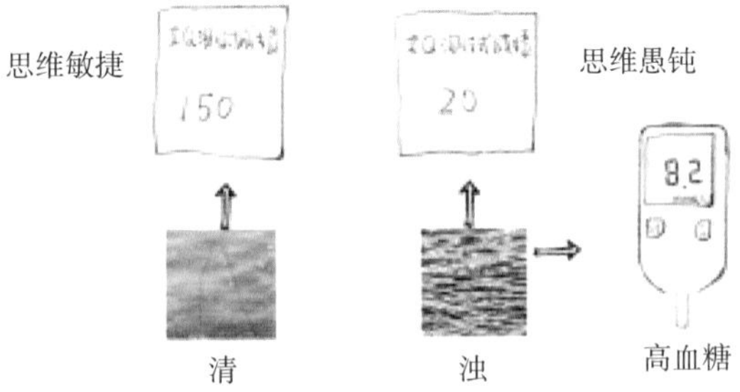

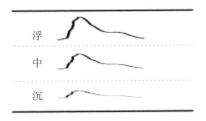

思维敏捷　　150　　思维愚钝　　20　　8.2

清　　　浊　　　高血糖

图 3-13　清浊表征意义

（2）辨心理状态

脉清表征气血平和，心情舒畅，思维清晰，反应敏捷的状态。浊脉一方面表示生活的艰辛造成的心理影响，另一方面则反映思维愚钝，反应迟缓等。

总之，脉象要素的"清浊"主要表征出个体的思维的清晰、灵透程度，同时代表了血液的黏度状态。

（六）浮沉

浮沉是指脉搏搏动在寸口部所处位置的深浅（图 3-14）。脉浮是指脉位表浅，而脉沉是指脉位深下。浮沉要素可见于整体脉象，也可见于局部脉象。

主要运用触压觉、位置觉进行浮沉要素的感知。采用不同指力，运用单按或总按的指法于寸口整体或单部脉，以探测脉位的深浅位置。先将寸口部位"按之至骨"，并将所用指力看成是"总指力"。然后再用相应指力诊察脉位。凡所用指力小于"总指力"的 2/5 便可触及的寸口脉，

浮

中

沉

图 3-14　浮沉示意图

都是浮脉。凡所用指力大于"总指力"的 3/5 才可触及的寸口脉，都是沉脉。总按三指下压到各部脉的搏动状态同时最强，脉象感觉最敏锐的位置就是中取的最标准位置，这时的力度基本上没有把脉管压扁。如果是单按，亦以该部脉搏动最强位置为标准。

表征的意义如下（图 3-15）。

（1）辨个性

性格外向者多脉浮；性格内敛者多脉沉。

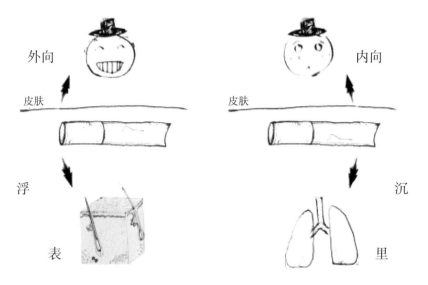

図 3-15　浮沉表征意义

（2）辨生活经历

平时从事重体力劳动者多脉浮；从事脑力劳动者或生活安逸者多脉沉。

（3）辨表里

浮脉有力主表，此时外感邪气有余，正气外出抗邪；沉脉有力主里，此时邪气盘踞，正气趋里抗邪。

（4）辨虚实

浮脉无力，主气虚、阳虚，无力沉潜；或主血虚、阴虚，无力敛阳下潜。沉脉无力，主气血、阴阳亏虚，鼓动乏力。

（5）辨常脉

李时珍《濒湖脉学》曰："女子寸兮男子尺，四时如此号为平。"是指沉脉见于正常女性寸口脉的寸部、正常男性寸口脉的尺部。沉脉主里证，有力为里实，无力为里虚，但是一年四季均如此，则为无病的平脉。

总之，脉象要素的"浮沉"表征出邪气于机体内的所在位置及机体气血、阴阳的功能状态。

（七）上下

上下是指脉搏搏动的范围在轴向上超出了正常的寸口三部（图3-16）。上指脉搏搏动范围超过了腕横纹，向远心端延展；下指脉搏搏动范围超过了尺部，向近心端延展。上下要素主要有两种情况，一种是和经典脉象的长脉相重叠，整体脉象出现向远心端延长的"溢脉"或向近心端延长的"覆脉"的现象；另一种则是脉体总长度没变或略缩短，三部脉整体向近心端或远心端移位，形成了脉动在上部超出寸部，而尺部的脉动随之上移导致不满部或脉形变细小、压力变小，显现出所谓"上盛"的脉象；或脉动在下部超出了尺部，而寸部的脉动随之下移导致不满部或脉形变细小、压力变小，显现出所谓"下盛"的脉象。上、下要素均属于整体脉象特征。

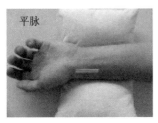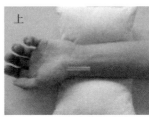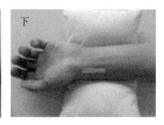

图 3-16　上下示意图

主要运用位置觉和形态觉进行上下要素的感知。采用总按、单按尺部或寸部，以寸口整体部位、腕横纹以至远心端和尺脉以至近心端为定位，感受脉搏搏动的空间位置。按划分"三关"的理论，寸口脉的长短以"一寸九分"为正常。在这种理论指导下，若寸口脉超过"一寸九分"，寸脉过于本位，超过腕横纹，则为上脉。若寸口脉达不到"一寸九分"，寸脉不及本位，尺脉向近心端超过本位，则为下脉。

表征的意义如下（图 3-17）。

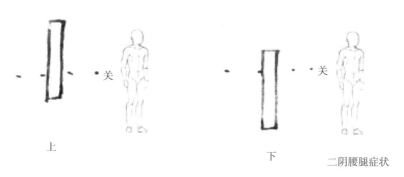

图 3-17　上下表征意义

（1）辨邪气壅盛及侵及部位

生理状态下脉象长大者，主长寿；病理状态下，脉象长大者主邪气充盛。整体脉体延长，向远心端延展者（传统的"溢脉"）主邪气充斥，火热逆于上焦；向近心端延展者（传统的"覆脉"）主邪气壅盛，下溜下焦。

（2）辨气机逆乱

整体脉体缩短或脉体长度不变，整体脉位向远心端、近心端移位时，则意味着机体上下阴阳平衡被破坏，出现气机的升降失常。当"上盛"时，气机逆乱在上，临床常出现头面、胸部的症状，有升无降则必然下虚，出现下部阳气的相对不足，则显示"推而上之，上而不下，腰足清也"的征象；"下盛"时，气机沉陷在下，常出现二阴、腰腿部的症状，有降无升则必然上虚，出现上部阳气的相对不足，则显示"推而下之，下而不上，头项痛也"的征象。

总之，脉象要素的"上下"表征出病邪和气机逆乱的部位及趋势。

（八）粗细

粗细是指脉动应指的周向范围大小，即手指感觉到的脉动粗细（图3-18）。脉动应指范围宽大的为粗，而应指范围狭小的为细。一般脉宽在2.7mm左右，脉宽大于寻常为脉粗，小于寻常为脉细。脉动的粗细度除与桡动脉本身宽度有关外，还与桡动脉整体周向运动的幅度有关。粗细要素可见于脉象整体也可见于单部。

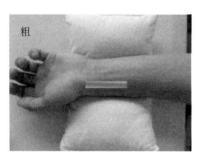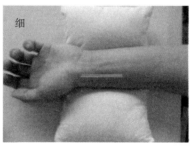

图3-18 粗细示意图

运用实体觉进行粗细要素的感知。采用单按、总按指法，中取来感受寸口三部整体、局部脉管扩张的最大直径。

表征的意义如下（图3-19）。

（1）辨体质

素体脉粗表示气血旺盛，脉道充盈；素体脉细表示气血虚弱，脉道不充。

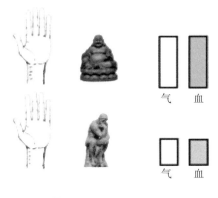

气　血

气　血

图3-19　粗细表征意义

（2）辨虚实

疾病过程中，脉象变粗且搏动有力者，则为火热充斥于体内，"粗大者，阴不足阳有余，为热中也"；脉象变粗且搏动无力者，为阳气虚衰，摄纳不及。脉象变细且搏动无力者，则为气血阴阳耗损；脉象沉细而强者，则为痰浊、瘀血阻闭等。

（3）辨气血运行态势

粗细可以反映气血的运行状态，若气血运行不受拘束，则脉粗；气血运行拘束不畅则脉细。《脉诀刊误》中云"（弦脉）此血气收敛不舒之候"，"主拘急"。《脉诀乳海》曰："状若筝弦，气血收敛也。"

（4）辨心理状态

心理平和之人脉象粗；细心、胆怯或思虑操劳之人则脉象细。

另外，固有的沉细脉见于"六阴脉"之人，它是一种生理变异，不属于病态的脉象。

总之，脉象要素的"粗细"表征出体质的强弱、正虚和邪实、心理和气血运行状态。

二、脉管壁要素

脉壁要素是反映血管壁特性的要素，主要包括厚薄、刚柔和敛散三对脉象要素。

（一）厚薄

厚、薄指桡动脉血管壁的厚度（图3-20）。笔者所定义的厚薄为医者指下感觉桡动脉的血管壁厚度，即脉管内外半径的差异。厚薄要素可见于整体脉象也可见于局部脉象。

主要运用实体觉进行厚薄要素的感知。感受部位为桡动脉的上层血管壁，采用轻取到稍重的指力，感受桡动脉上层血管壁的厚度。

表征的意义如下。

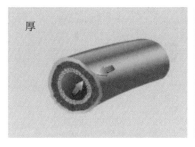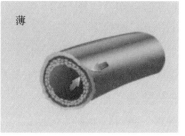

厚　　　　　　　　　　薄

图 3-20　厚薄示意图

（1）辨体质盛衰

体弱质薄之人，精微气血亏虚，往往桡动脉血管壁薄，古人所说的"芤脉"当如是；体壮质厚之人气血充盈，往往血管壁厚，"实脉"当如是。

（2）辨脏腑的强弱

脾胃虚弱或肾精亏虚，不能生化气血，长养形体，可见脉管壁薄弱；肠胃功能健壮者管壁厚。

（3）指导攻补

壁厚体壮者可任攻伐，而壁薄体弱者则宜攻补兼施或纯用补益。

总之，脉象要素的"厚薄"表征出体质和脏腑功能的强弱。

（二）刚柔

刚、柔是指血管壁顺应性的强弱（图 3-21）。顺应性强者为柔，顺应性弱者为刚。周学海曰："刚柔，以诊形之软硬也。"刚柔古人也称为"缓急"。刚柔要素见于整体脉象和局部脉象。

刚　　　　　　　　　　柔

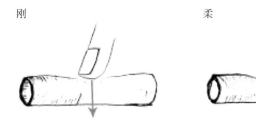

图 3-21　刚柔示意图

主要运用压力觉进行刚柔要素的感知。感知部位为桡动脉上层或尺、桡侧缘血管壁。感受整体或局限血管壁的顺应性。若脉壁顺应性弱者，为刚；若脉壁顺应性强者，为柔。

表征的意义如下（图3-22）。

（1）辨病邪寒热

寒则收引，热则弛张。外感寒邪则脉象刚劲，传统脉象的"紧""弦"脉都有血管壁顺应性减弱的因素；热邪、湿邪充斥，则筋脉弛张，血管壁的顺应性增强。

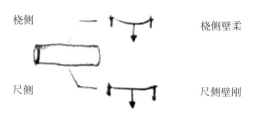

桡侧　桡侧壁柔

尺侧　尺侧壁刚

图3-22　刚柔表征意义

（2）辨血实、血虚

血虚脉道充斥无力，则脉柔；血实脉道充盈有余则脉刚，因此，周学海说"形软有因血虚……形硬有因血实"。

（3）辨疼痛

"弦主痛"。任何部位的疼痛和肌肉的痉挛状态，都会在相应的脉搏部位出现脉管壁顺应性减弱，如许跃远所发现的"边脉"，就是当某个器官组织发生病变时，由于受病灶刺激而出现相应桡动脉血管桡侧或尺侧壁的局限性顺应性减弱。

（4）辨心理状态

心理张力高者则脉刚，心理张力低者则脉柔。心理紧张者，表现右尺脉的刚、直，血管壁顺应性降低；心理欣喜者，表现左寸脉的柔、缓，血管壁及其周围组织呈现出松弛的状态，反映出和谐、从容、圆润悦指的感觉。

总之，脉象要素"刚柔"表征出病因、病机的性质及其心理状态。

（三）敛散

敛散指桡动脉血管收缩和舒张运动的态势（图3-23）。敛是桡动脉搏动扩张有限而迅速回敛；散是桡动脉搏动扩张有余而回敛态势不足。敛散要素可见于整体脉象，也可见于局部脉象。

主要运用速度觉和运动觉进行敛散要素的感知。采用中等指力按压至最大血流层面，运用单按、总按指法，感受脉搏径向扩张的势能变化。

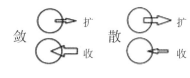

敛　扩　散　扩
　　收　　　收

图3-23　敛散示意图

表征的意义如下。

（1）辨寒热

中医学认为，热则发散，寒则收引，故感受寒邪，经脉拘急，则脉管扩张不及而见"敛"象；感受热邪，经脉弛张，血中邪热透发，则脉管扩张有余而见"散"象。

（2）辨气之虚实

阳气具有统摄功能，正气充足、统摄有力则脉见"敛"象；气虚统摄乏力，则脉见"散"象。

（3）辨心理状态

在心理脉象中"敛"多表示心理张力较高，表明有紧张、关注、贪欲等；散则表示心理张力较低，大大咧咧或无欲无求。

总之，脉象要素"敛散"表征出疾病的性质及其心理状态。

三、脉搏波要素

脉波要素是反映脉搏搏动起于主动脉根部，沿血管壁所做的波浪式扩布，所形成的脉搏波的特性（图3-24）。主要包括动静、来去、长短、高深、怠驶、迟数、结代七对脉象要素。

（一）动静

动静是指在脉搏搏动过程中脉搏波的稳定性。"动"是脉搏搏动时血管壁的抖动、振动或细颤的感觉，是谐振波的增加。"静"是指动脉搏动时血管壁的附加振动较少，缓缓袅袅，平静流畅。动静要素可出现在整体脉象和局部脉象（图3-25）。

脉象要素的"动"与传统脉学的"动脉"内涵及外延存在差异。传统脉学"动脉"是脉象要素"动"的一个组分。

主要运用振动觉进行动静要素

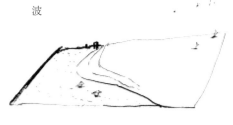

图3-24 脉搏波示意图

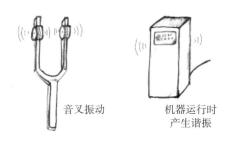

音叉振动　　机器运行时产生谐振

图3-25 动静示意图

的感知。感知层位为比浮取略浅到中取的位置，需要随时变化不同的指力，在血管壁上获取附加在脉搏波主波及其周围组织中传导的谐振波的多少。

表征的意义如下。

（1）辨邪正相搏的状态

动表示正与邪搏。邪气束表，正气奋起抗邪，则脉管撼动不稳，血管搏动时谐振波增多。静表示邪退正复。《伤寒论》描述机体所受外邪解除，气血恢复正常运行时往往用"脉静身凉"来形容，说明邪正相争时脉象的抖动、振动、细颤等"动"的征象均得以消除，意味着邪退正复。

（2）辨心理紊乱状态

特定频率与振幅的谐振波与人类的心理状态密切相关。根据谐振波频率和振幅的特点可以判断不同的心理紊乱状态。如思虑过度、郁闷不舒、烦躁焦虑、惊悸不安和萎靡不振状态下，则脉现不同特征的"动"象；若心理健康者，则脉现"静"象，所以《素问·脉要精微论》中云："切脉动静而视精明，察五色，观五脏有余不足，六腑强弱，形之盛衰，以此参伍，决死生之分。"

（3）辨机体特定状态

病邪存在于机体之内会以某个状态为突出表现，反映于脉象中可以出现相应局部脉段的搏动稳定性差或出现局限性的细微颤动。如《伤寒论》谓："阳动则汗出，阴动则发热。"细微颤动波出现在关部以上则出汗；出现在关部以下则发热。

总之，脉象要素"动静"表征出邪正相争及其心理紊乱的状态。

（二）来去

来去是指脉搏波的上升和下降时段的势能，主要见于一次完整的脉搏搏动（图3-26）。严格来说，来、去是脉搏波的不同时段，并不属于脉象要素的范畴。

主要运用速度觉进行来去要素的感知。感知部位为脉搏波的

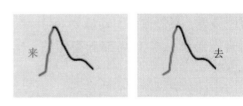

图 3-26　来去示意图

上升和下降时段。要跟随脉搏的起伏减小和加大指力，获取上升和下降时段的势能变化。

表征的意义如下。

（1）辨阴阳开阖

来去表示机体阴阳的嘘吸、开阖功能，是人体内阴阳两个方面抱合紧密程度的体现。正常情况之下，脉搏波的上升和下降是袅袅缓缓，柔和中带着刚劲，蓄意长久。病理状态下，表现出来去之势的有余或不足。

（2）辨气机失调

失去冲和之象的来去，均预示机体内气血、阴阳的质量和运动趋势的改变，也就预示疾病的发生。"来疾去徐，上实下虚，为厥巅疾；来徐去疾，上虚下实，为恶风也。"来势强劲有力，冲击而上，去势不及，久久不肯沉下，多主机体风火鼓动于上，故出现头痛、头晕、失眠和中风之类的疾病；如果来势冲上不及，而且又迅速降下，是气虚下陷的特征，故出现乏力、恶风、精神萎靡或头痛、头晕等证。

（3）辨病邪去向

脉搏波的上升和沉降的运动势能反映邪气的外出和内陷的趋势。来势能强意味着邪气将被排出体外；去势能强则意味着邪气内陷。《脉说》云："如诊脉沉而来势盛去势衰，可知明日恐变浮也，浮者病机外出也；诊脉浮而来势衰去势盛，可知明日恐变沉也，沉者病机内向也。""如诊脉自沉鼓盛于浮者，多主温病内热汗出、内热便秘、痧疹外达之类。"

（4）辨元阳、元阴的功能

来是由元阳鼓动，而去是元阴的吸纳所形成。元阳不足则来的势能减退，元阴不足则去的势能减退。

（5）辨心理状态

来势过强者表示性情急躁；来势和缓者表示性情和缓；来势不足者表示劳神过度，心脾两伤或志意减退。

总之，脉象要素"来去"表征出阴阳气血的开阖功能状态及其心理状态。

（三）长短

长短是指一次脉动发生时脉搏波沿血管壁传递距离的长短（图3-27）。长短要素只见于整体脉象。

脉象要素的长短与传统脉学的长脉、短脉概念存在差异。首先长短的时间要界定在一次脉动中，而不是在一次以上的脉动中；其次长、短是指每次脉搏搏动时，脉搏波沿血管壁传递的距离，而不是指脉象搏动显现的空间特征（如下文脉象要素的上、下）。

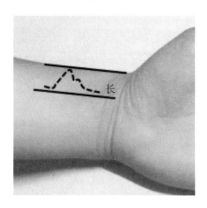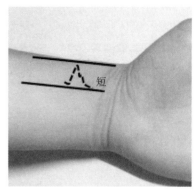

图 3-27　长短示意图

主要运用两点辨别觉进行长短要素的感知。轻压桡动脉表面，感受桡动脉表面或尺桡侧缘的脉搏传导距离长短。

表征的意义如下。

（1）辨健康与否

脉长可以是健康脉象的特征，"长则气治"，是指脉象单次传导距离长且不伴有与疾病有关的脉象要素；若脉长且伴随与疾病相关的脉象要素时，长就具有病理的意义。

（2）长主邪热充斥

脉搏搏动沿着血管壁传递距离长，如果合并力度强和血流疾迫，则是气火旺盛、冲击振荡所致的病脉。

（3）短主气虚和气滞

气虚推动无力或气滞不能推动血液的运行都能够出现脉短，故曰"短则气病"。

（4）辨智力水平

脉长之人，思维敏捷清晰，心胸开阔；脉短之人，易于情志郁结或思维愚钝等。

总之，脉象要素"长短"表征出气机的功能状态及其心智状况。

（四）高深

高深指脉搏波起伏运动的高深程度。高深要素见于整体脉象（图 3-28）。

高深与浮沉和来去存在着区别：浮沉是脉搏搏动的垂直性脉位，浮位于浅层，沉位于深层；来去是指脉搏波的势能变化；而高深则是指脉搏波起伏运动的高深程度。

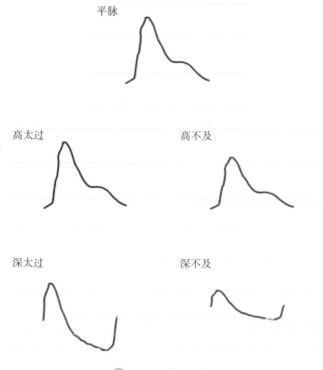

图 3-28　高深示意图

主要运用两点辨别觉进行高深要素的感知。通过变换指力，于脉搏波上升与下降支的整体起伏上，探测脉搏最高点和回到基点的径向深度。

表征的意义如下。

（1）辨阴阳的开阖

脉搏升起（高）有余而沉降（深）不足，表示机体阳气有余，阴气不制；或阴气不足，无力敛阳，常见头痛、头晕、失眠等证；沉降（深）有余而升起（高）不足，表示阳气亏虚，鼓动乏力；或阴气有余，困遏阳气不能外出，常见头昏、嗜睡等。

（2）判断个性

心高气傲、趾高气扬之人，脉多升浮有余；性情镇静宁谧，则脉多沉降有余。

总之，脉象要素"高深"表征出阴阳的开阖功能及其个性特征。

（五）怠驶

怠驶是指脉搏波沿桡动脉壁传导速度的快慢（图 3-29）。怠为脉搏波传导速度的减慢，驶是脉搏波传导速度加快。怠驶要素可见于整体脉象与局部脉象。

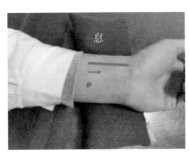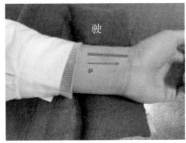

图 3-29　怠驶示意图

主要运用速度觉进行怠驶要素的感知。于桡动脉表浅层面和双侧壁，指目感知血管壁的脉搏波传导速度的快慢。

表征的意义如下。

（1）辨元阳的功能

怠驶反映出元阳的鼓动功能。如脉搏搏动的起始段的怠缓，表示元阳功能不足，心脏搏动的功能下降。

（2）辨心律稳定性

如脉搏搏动的起始段出现疾驶，常表示心脏期前收缩的存在。

（3）辨心理状态

脉搏搏动的高峰疾驶，表示"惊悸不安"的心理状态；慢性疲劳综合征患者的脉象多在起始段怠缓；性情急躁者脉搏传导速度疾驶。

总之，脉象要素"怠驶"表征出元阳的功能及其心理与个性特征。

（六）迟数

迟数是指脉率的快慢。迟数要素见于整体脉象。

主要运用振动觉进行迟数要素的感知。采用中等指力于寸口整体部位感知脉率的快慢。一般是用"呼吸定息"的方法。一呼一吸为一息。一息脉动四至、五至之间为正常。一息三至或三至以下者，是迟脉。一息六至或六至以上者，是数脉。

表征的意义如下。

（1）辨别疾病寒热

"迟则脏病为寒。"阴寒内盛或阳气不足，鼓动血行无力故脉迟，有力实寒，无力虚寒。"数则腑病为热。"有力实火，无力虚火，浮数表热，沉数里热，细数阴虚。但是并不完全符合临床事实。

（2）辨疾病预后

脉象的迟数可以预示疾病正气的盛衰和病情发展，"迟脉……痼疾得之则善，新疾得之，则正气虚惫，疮肿得之，溃后自痊"（《奇效良方》）。

（3）迟主气津亏虚

大病伤耗机体正气，气血津液不足，运行无力而脉迟。

（4）迟主气滞血瘀

有形之邪阻闭，气血运行不畅，则脉迟。"迟脉主脏，阳气潜伏"（《四言举要》），故迟脉又主癥瘕等证。

总之，脉象要素"迟数"表征出病邪的性质、病机和疾病的预后。

（七）结代

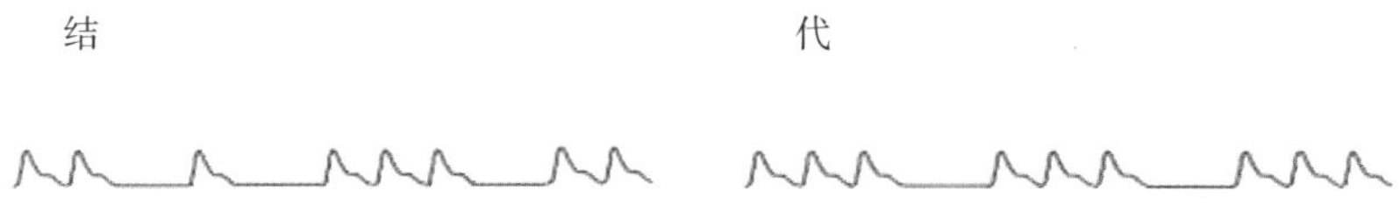

结   代

图 3-30　结代示意图

结代是指脉搏节律的变化，与传统脉学的结、代脉的意义相同，是指脉搏跳动中有间歇，止有定数为代脉，止无定数为结脉。结代要素见于整体脉象（图 3-30）。

主要运用振动觉进行结代要素的感知。于寸口整体部位感知脉率均匀程度。在察脉律的过程中，结脉的辨别比较简单，凡脉有间歇，止无定数即是结脉。若脉有间歇，止有定数则是代脉。

表征的意义如下。

（1）主气滞

气机运行不畅，则脉搏搏动失去正常的节律。《脉诀》曰："（结脉）主四肢气闷，连痛时来。积气生于脾脏劳，大肠疼痛阵难当……（代脉）主形容羸瘦，口不能言。"

（2）主气虚

气虚无力正常助运血行，则脉搏搏动失常。《四言举要·脉诀》曰："代则气衰，或泄脓血；伤寒心悸，女胎三月。"

（3）主痰浊、瘀血阻滞

痰浊、瘀血痹阻，气血津液运行输布失常，则脉搏节律随之变化。《四言举要·脉诀》曰："阴盛则结，疝瘕积郁。"

总之，脉象要素"结代"表征出气血津液的运行与代谢正常与否状态。

四、血流要素

血流要素是反映血液质地、流利度和浓度等特征的要素。包括稀稠、疾缓、滑涩、进退、凸凹、枯荣、强弱七对脉象要素。

（一）稀稠

稀稠反映脉管内的血液浓度（图3-31）。脉稀是血液质地稀薄呈现于指下的感觉；脉稠是血液质地黏稠呈现于指下的感觉。稀稠要素主要见于整体脉象。

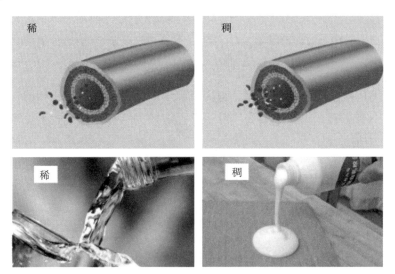

图3-31　稀稠示意图

稀稠程度与血液内有形成分或水液的多少有关，血液有形成分和溶质增加或水分减少，血液浓度增高则稠；血液有形成分和溶质减少或水分增加，血液浓度降低则稀。

主要运用精细触觉进行稀稠要素的感知。采用总按整体三部脉，取最大血流层面感受血液的质地浓度。

表征的意义如下。

（1）稀主精血亏虚

人体气血亏虚、肾精不足，则血液中有形的精微物质减少，血液质地稀薄，故而脉稀。

（2）稀主水湿浸渍

水湿过盛，水液浸淫体内，则血液容量增加，浓度降低，质地稀薄，则脉稀。

（3）稠主痰湿瘀浊壅阻

外湿内侵，或内生痰、湿、瘀浊等邪，导致血液浓度增加，则脉稠。如外感导致的痹证，其血液检验特定指标增高者；肿瘤细胞代谢产物增加，释放入血液者；血液中固有有形成分增加，如红细胞增多症或高脂血症患者，脉象均显示出"稠"的特征。

总之，脉象要素"稀稠"表征出影响血液质地变化的各种影响因素。

（二）疾缓

疾缓是指脉管内血流速度的快慢（图3-32）。血流速度快为疾；血流速度慢为缓。疾缓要素可见于整体脉象，也可见于局部脉象和微观脉象。

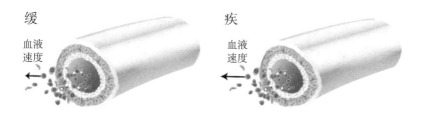

图 3-32　疾缓示意图

主要运用速度觉进行疾缓要素的感知。感受部位为三部脉的血流速度波，采用单按、总按的指法，运用不同指力在各个层面感受血液的流速。

表征的意义如下。

（1）辨病位

当某个脉位出现血流速度均衡性的改变，则表示该部位对应的脏器、组织出现病变。如果脉搏搏动向远心端移位，并出现血流的突然加速，则表示患者有肩背、头面部的疼痛等；"寸涩心虚痛对胸"（《濒湖脉学》），指如果左寸脉血流减慢出现了涩滞感，表示患者有胸部疼痛、胸闷等证。

（2）辨病性

疾是机体整体或局部器官新陈代谢的加快或供血不足而导致的血流速度代偿性增加。疾而有力表示体内邪气盛；疾而无力则表示正气亏虚。缓是机体整体或局部器官新陈代谢降低或邪气内聚，血液运行不畅所致。缓而有力，则表示邪气壅阻；缓而无力，则表示正气亏虚，无力行血。

（3）辨个性

性格急躁之人血流速度疾；性格缓慢之人血流速度缓慢。

总之，脉象要素"疾缓"表征出各种情况引起的血液运行的状况及人体的个性。

（三）滑涩

滑、涩是指脉中血液运行的流利程度（图3-33）。滑是血液的流利度增加，涩是血液流利度的降低。滑涩要素可见于整体脉象，也可见于局部脉象和微观脉象。

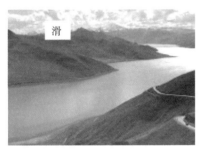 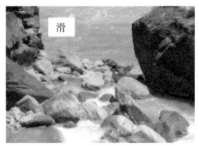

图 3-33　滑涩示意图

主要运用精细触觉进行滑涩要素的感知。通过调节指力感受不同血流层面和部位脉管内容物之间的摩擦力。当触及脉体时，先将指目按在脉的脊部，细心体察脉管内血液运行的流利程度，若脉管内的血液运行滑利，较正常流利程度更流利，则为滑脉；若运行艰涩，流利程度不及正常，则为涩脉。

表征的意义如下。

（1）滑主食积、痰郁。饮食积滞或痰湿内盛则脉现滑象。

（2）滑主水湿。水湿内盛，血液中的水分含量增加则脉现滑象。

（3）滑主气血虚。气血不足，血液因成分减少而稀释则脉现滑象。

（4）涩主气郁、血瘀。气滞或血瘀导致血液运行不畅则脉现涩象。

（5）涩主湿滞。浊邪阻滞导致气血运行受阻则脉现涩象。

（6）涩主阴虚、津亏。阴虚津亏，血液浓缩，运行不畅而涩。如《医灯续焰》说："况体为阴液，多则滑利，少则枯涩，理势之必然者（枯涩）。"

总之，脉象要素"滑涩"表征出气血津液的不同病理变化。

（四）进退

进、退是指血液从尺至寸和从寸至尺呈振荡式行进的态势，从尺至寸谓之进，从寸还至尺中谓之退。进退要素见于整体脉象，常与疾缓、上下、寒热、粗细等脉象要素相联系（图3-34）。

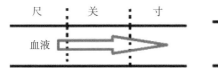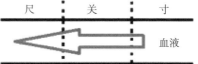

图 3-34　进退示意图

主要运用运动觉进行进退要素的感知。采用中等指力，在寸口三部血流最大层面上获取寸口脉脉管内的血液前进的势能变化。"进退"实质上是加速度的大小和速度的变化。

表征的意义如下。

（1）辨气机运动趋势

进多退少，表示阳亢于上，不能回纳沉潜，多与上、疾、寸动、寸热尺寒、寸粗尺细等脉象要素相联系。进少退多，表示阳气沉降于下或气虚而下溜不升，多与寸寒尺热、寸细尺粗等脉象要素相联系，出现头昏、记忆力下降、睡眠呼吸暂停低通气综合征、腰腿痛、便秘等。

（2）辨个性

性情急躁或神用过度者，脉象多进多退少；性情懒惰，神用不及者，脉象多进少退多。

总之，脉象要素"进退"表征出气机运动的趋势和个性特征。

（五）凸凹

凸、凹指血液流层所显现出的凸出和凹陷特征（图 3-35）。凸出即为高起的特征，可以显示出多种侧面，如形态可以是圆形、条索形、粟粒形和不规则形等；质地可以是质硬、质韧、质软和软泡等。凹陷可以显示为长条、圆坑和不规则坑等。凸、凹要素可见于局部脉象和微观脉诊。

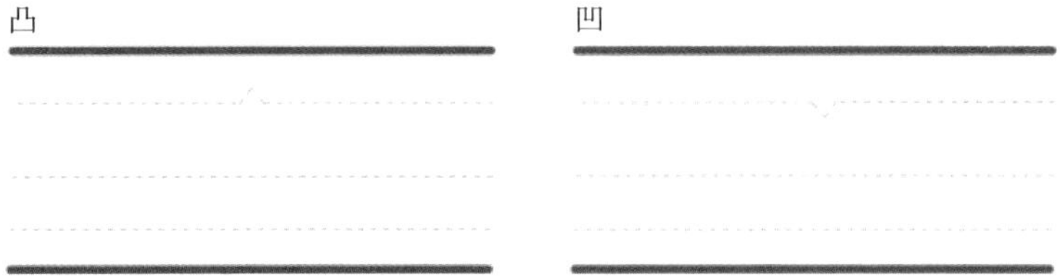

凸 ————————————

凹 ————————————

图 3-35　凹凸示意图

主要运用实体觉进行凸凹要素的感知。总按或单按，变换指力，运用循法、推法等指法，从脉管壁浅层至底层任何一个血流层面和从寸至尺的任一分段都必须进行仔细感知。

表征的意义如下。

（1）辨脏腑气机状态

正常状态的脏腑气机是畅行无碍，一旦脏腑功能失调，气机郁滞，则在相应的脉位出现凸起，如郁怒化火，则在左关脉出现圆包样的凸起；局部凹陷的出现一般表示对应脏器的气虚，如右关脉凹陷则表示脾胃气虚。

（2）凸辨痰瘀凝聚的部位

痰浊、恶血凝集，或水湿停聚，停着于机体某个部位，则在该部位的寸口脉对应点上出现不同性质的凸起。

（3）凸定病变性质

凸出所显示的质地性质，有决定疾病性质的作用，如手感如软泡样的凸起多表示囊状占位；手感如硬结样扎手多代表结石性占位；手感如橡皮状多代表恶性肿瘤占位。

（4）凹陷显示相应脏器的萎缩或缺如

当机体内部脏器出现萎缩，或因各种原因的缺如，则在相应的脉位出现血液流层的凹陷。

总之，脉象要素"凸凹"表征出邪聚或脏器虚衰的状态。

（六）枯荣

枯、荣是指脉干枯或润泽的感觉(图3-36)。枯荣可见于整体脉象，也可见于局部脉象。历代脉学典籍中，没有与脉象枯、荣相关的记载。仅在《王孟英医案》中有多处"脉干"的记述。分析其原因，可能是将"脉干"淹没在了对"涩脉"论述之中；而脉"润"则淹没在了对"滑脉"论述之中。

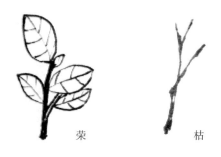

荣　　枯

图 3-36　枯荣示意图

主要运用精细触觉进行枯荣要素的感知。采用单按、总按指法，于最大血流层面，感受脉管内容物的干枯和润泽的程度。

表征的意义如下。

（1）辨阴虚

阴液为血液的组成成分，阴液充足，血液得以润养，则脉润泽；阴液不足，血液失润泽，则脉干枯。

（2）辨体液

体液是机体津液之组成部分，体液不足则意味着体内津液的减少。体液充足则脉体滑润；体液不足，缺水的患者则表现脉体干枯，尤其以左尺脉明显，常用脉象的干枯和滑润与否指导患者饮水量的多少。

（3）辨生活经历

整体脉干枯无神，表示生活艰辛；整体脉柔润有神，表示生活经历安逸。

总之，脉象要素"枯荣"表征出水津、阴液的盈亏和生活经历。

（七）强弱

强、弱是指桡动脉内脉搏压力达到最大时的压力大小（图3-37）。当压下手指时，脉搏反作用于手指有力谓之强，无力谓之弱。古人常以"有力""无力"称之。强弱要素可见于整体脉象，也可见于局部脉象。

主要采用触压觉进行强弱要素的感知。适当用力按压桡动脉，感知整体脉、三部局部脉脉搏压力波对指目的反作用力。注意不能用力过大按压到脉管的底层。

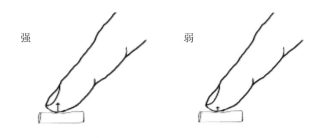

强　　　　　　　　　弱

图 3-37　强弱示意图

表征的意义如下。

（1）辨虚实

这是辨别整体虚实的标准之一。三部脉内压力均较大者，提示机体的气血充实并邪气有余，为实证；三部脉内压力较小者，提示机体气血亏虚，为虚证。

（2）辨气机运行

三部脉内的压力出现了不均衡的强、弱变化，则表示机体气血循环的均衡性遭到破坏，易于出现"上实下虚"或"上虚下实"的病变。如患者寸脉内的压力较大，而尺脉内的压力较小者，则表示气血直冲犯上而产生壅塞，身体下部气血不足，出现上则火热、下则虚寒的症状。

（3）辨病位

根据脉搏的强弱判断病所，"左寸脉弱病在左，右寸脉弱病在右"。某个局部脉管内的压力独强或独弱，也表示该部位所对应脏器发生了病变。

（4）辨体质

一般来说，脑力劳动者多脉弱，体力劳动多脉强。"男子阳气盛，故尺脉弱；女子阴气盛，故尺脉强"。

（5）辨预后和治疗禁忌

脉强表示正气不衰，邪气偏盛，故治疗当以祛邪为主；脉弱表示正气不足，治疗当以扶正为主。故"脉弱气虚，不可更下"。在疾病过程中，如果脉象和缓压力不大则易治，如果脉压始终表现强劲，则邪难退却，治疗艰难。"脉弱以滑，是有胃气，谓之易治"。

总之，脉象要素"强弱"表征出病性、体质及气机运行的趋势等。

脉象系统全析图

学习了脉象要素的临床采集和识别后，需要进一步对多种脉象要素组合所表征的意义进行分析和推理，从而对特定病机和证候做出科学的判断，最终在实践中指导疾病的辨证论治。

完成上述过程需要诊者完全熟悉各个脉象要素自身所代表的意义，即运用已经掌握的中医学理论、知识以及独特的脉象思维方式，将多个脉象要素综合体现出的组合意义进行"贯穿"，这种"贯穿"不是一种机械的拼接，而是将表征意义关联度较高的特定脉象要素去"贯穿"到一起，形成一个具有病机病理意义上的"脉象层次"（即证候）；再将各种"脉象层次"意义关联度较高者再次进行深层次"贯穿"，进而形成具有高度概括意义的"脉象系统"（即病机）。在"贯穿"证候及病机的全过程中，重点需要理清各个脉象要素、脉象层次之间的因果、演化、并列、时序等的脉络关系，分析、回溯、还原出疾病发展的整个过程，从而达到对疾病发展的各个环节、根源和结果都有一个清晰的认识。

一、病因脉象系统

（一）外感六淫脉象系统

六淫，即风、寒、暑、湿、燥、火（热）六种外感病邪的统称。淫，有太过和浸淫之意。

六淫致病主要在以下两种情况下发生。一是该地区发病时气候与常年气候相比，或太过，或不及，或非其时而有其气，或气候变化过于剧烈，六气则变成六淫侵入人体引起发病。二是由于人体正气薄弱以及调节适应能力低下，气候变化作为致病条件而引起发病。六淫发病具有外感性、季节性、地域性和相兼性的共同特点。

六淫致病，除气候因素外，还包括了生物（细菌、病毒等）、物理、化学等多种致病因素作用于机体所引起的病理反应在内。

1. 感受风邪脉象

风气淫胜，伤人致病，则为风邪。风为阳邪，其性轻扬升发，具有向上、向外、动摇不定的特性；风邪善动不居，游移不定，变幻无常；风为百病之长，致病最多，且常兼他邪合而为病。

（1）感受风邪脉象要素

①局部脉象要素

凸：风邪易袭阳位，易从上受，故寸部脉出现粟粒状或包样质地较软的突起。（图3-38）

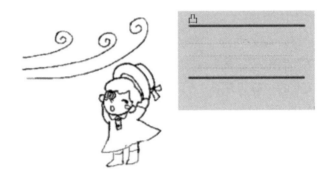

图3-38 风邪局部脉象要素示意图

②整体脉象要素：如图3-39。

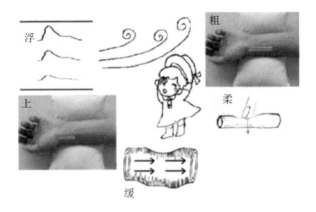

图3-39 风邪整体脉象要素示意图

上、浮：风邪鼓动气血运行趋于上、外，故脉位上、浮。

粗、柔：风性开泄肌腠，故脉粗、桡动脉血管壁张力降低。

缓：风邪开泄肌腠，故脉粗、桡动脉血管壁张力降低。

（2）脉象要素系统辨证

临证诊脉，根据"浮柔而缓"的脉象特征即可做出感受风邪的病因诊断。在此基础上，根据兼见脉象的不同可以辨别出不同的证候组群。如果寸部又表现"凸"脉象要素者，则为风邪上扰证；如果整体又表现"粗""柔""缓"脉象要素者，则为风邪袭表证。（图3-40）

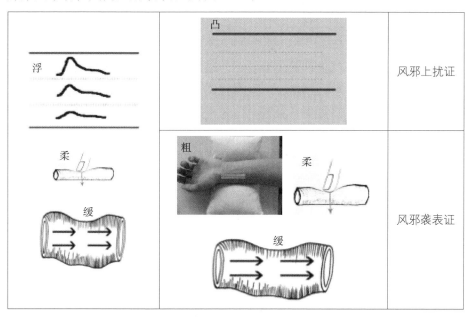

图 3-40　风邪脉象要素辨证示意图

2. 感受寒邪脉象

寒冷太过，伤人致病，则为寒邪。寒为阴邪，具有凝结、阻滞、收引的特性，易使气机收敛，气血津液凝结，腠理、经络、筋脉收缩而挛急。寒邪常见于冬季，亦可见其他季节。寒客肌表，郁遏卫阳者，称为"伤寒"；寒邪直中于里，伤及脏腑阳气者，称为"中寒"。

（1）感受寒邪脉象要素

①局部脉象要素：如图3-41。

寒：局部受寒、阳失温煦，相应脉位温度下降。

刚、敛、细：寒性收引，局部腠理、经络、筋脉收缩而挛急，致相应脉位桡动脉血管壁张力增加；脉搏周向搏动受限，脉管应之而细。

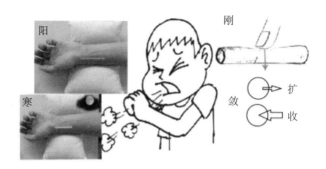

图 3-41　寒邪局部脉象要素示意图

沉：寒性凝滞，气血津液不能外达，故脉沉。

线状脉搏动：感寒部位对应的桡动脉桡侧缘外出现随桡动脉搏动的线状脉。

②整体脉象要素：如图 3-42。

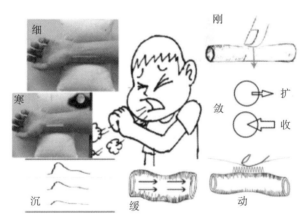

图 3-42　寒邪整体脉象要素示意图

刚、敛、细、沉、寒：寒邪充斥机体内外，出现整体脉象的改变。

迟、缓：阳气温煦鼓动无力，故脉迟、缓。

动、浮：正气外出抗邪，故脉浮且动荡不安。

③演化脉象要素。

a. 刚、稀、寒：外受寒邪，伤及机体阳气，温化水湿不利，痰饮内停，是"小青龙汤"典型脉象特征（图 3-43）。

b. 刚、敛、沉、稠、动、热：外受寒邪，郁闭于内，化热化火，即"寒包火"，为"麻杏甘石汤"典型脉象特征。

（2）脉象要素系统辨证

临证诊脉，根据"刚敛而寒"的脉象特征即可做出感受寒邪的病因诊断。在此基础上，根据兼见脉象要素的差异可以辨别出不同的证候组群。脉象表现尺、桡侧缘"刚""敛""寒"的基础上，同时又表现出血流中"稠""动""热"的特点，则为寒邪束表，入里化热证；如果又表现"寒""迟""缓""沉"脉象要素者，则为寒邪伤阳证；如果又表现"稀"脉象要素者，则为寒邪外侵、痰饮内生证。（图3-44）

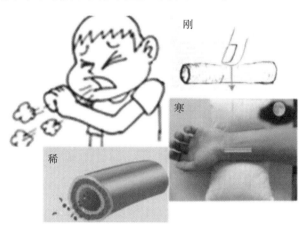

图 3-43　寒邪演化脉象要素示意图 1

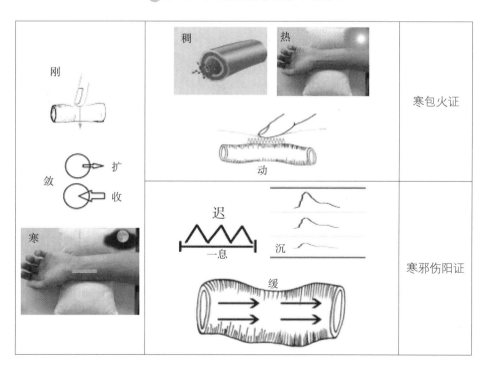

		寒邪内侵、 痰饮内生证

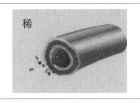

图 3-44　寒邪演化脉象要素示意图 2

3. 感受暑邪脉象

夏至之后，立秋之前，暑气伤人致病，则为暑邪。暑邪致病具有明显的季节性，暑为阳邪，为盛夏炎热之气所化，其性炎热；暑邪具有向上、向外的特性，易上扰神明，开泄肌腠，汗出过多，伤气伤津；暑季多雨潮湿，易夹湿邪为患。暑邪致病，有伤暑和中暑之别。起病缓，病情轻者，为"伤暑"；起病急，病情重者，为"中暑"。

（1）感受暑邪脉象要素

①局部脉象要素：如图 3-45。

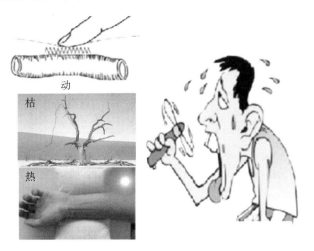

图 3-45　暑邪局部脉象要素示意图

动、热：暑热充斥机体，透发外出，表现为右尺脉脉势郁勃、动跃而燥，热辐射之透发感。

枯：暑邪耗伤机体阴血津液，脉道不荣，故左尺脉枯。

②整体脉象要素：如图 3-46。

热、数、高：暑热充斥体内，致人体阳气病理性亢盛，出现脉热、数、高。

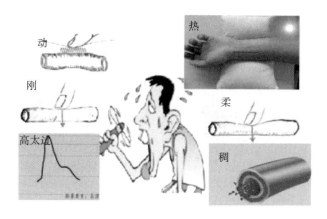

图 3-46 暑邪整体脉象要素示意图

刚或柔：阴暑寒邪致肌腠组织拘急，桡动脉桡侧壁应之张力增加；暑湿之邪，湿邪盛者则经脉弛张，桡动脉管壁的张力减低。

稠、滑：暑湿充斥，致血液黏稠度增加，脉象应之稠、滑。

血管壁与周围组织界限"模糊"：湿性黏滞导致血液稠厚，影响了血管壁和周围组织间振动的正常传导。

③演化脉象要素：如图 3-47。

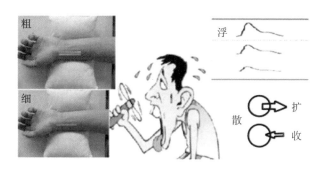

图 3-47 暑邪演化脉象要素示意图

浮、粗、散：暑邪伤气耗阴，导致气虚则摄纳不利、阳气外散欲脱。

细、弱：暑邪致阴津伤耗，体液不足，脉道不充，不能充盈血管，桡动脉变细。

（2）脉象要素辨证

临证诊脉，根据"刚寒而稠滑"的脉象特征即可以做出感受阴暑邪气的病因诊断；根据"浮散而热"的脉象特征即可以做出感受暑热的病因诊断。在此基础上，根据兼见脉象要素的差异可以辨别出不同的证候组群。在感受阴暑邪气的病因脉象特点上，如果又表现出右侧关脉尺侧缘的"刚"的特征非常明显，且有"敛"象，则可以做出阴暑直中入里的病因诊断；在感受暑邪的病因脉象特点上，如果又有"稠""滑"以及血管壁与周围组织界限"模糊"的脉象要素，则为暑邪挟湿证；如果右尺脉又表现"动""高""热"脉象要素者，则为暑热邪气证诊断；如果又表现整体脉"粗""弱"脉象要素者，则为暑热耗气证；如果又表现整体脉"细""涩"，左尺"枯"脉象要素者，则为暑热伤津耗液证。

①阴暑：如图 3-48。

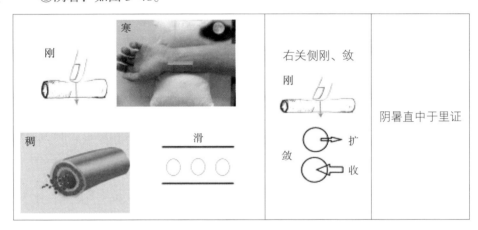

图 3-48　阴暑脉象要素辨证示意图

②暑湿：如图 3-49。

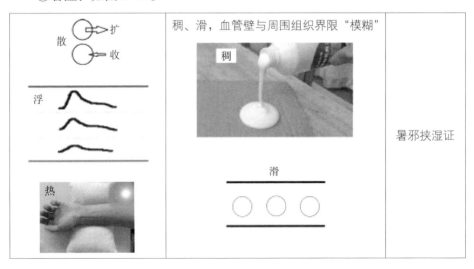

图 3-49　暑湿脉象要素辨证示意图

③暑热：如图 3-50。

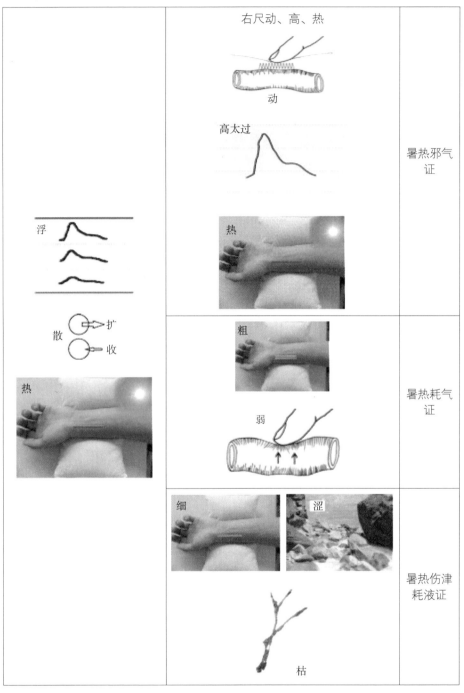

图 3-50　暑热脉象要素辨证示意图

4. 感受湿邪脉象

湿气淫胜，伤人致病，则为湿邪。湿气为长夏主气，故湿邪为病，长夏居多。湿邪侵入所致的病证，称为外湿病证，多由气候潮湿、涉水淋雨、居处潮湿以及水中作业等环境中感受湿邪所致。湿为重浊有质之邪，为阴邪，会损伤人体的阳气，留滞于脏腑、经络，阻遏气机；湿性沉重、重着，致病出现以沉重感为主要特征的临床表现；湿性秽浊不清，呈现分泌物和排泄物秽浊不清的现象；湿性黏腻、停滞，表现为症状的黏滞性与病程的缠绵性；湿为重浊有质之邪，类水属阴而有趋下之性，多易伤及人体下部。

（1）感受湿邪脉象要素

①局部脉象要素：如图3-51。

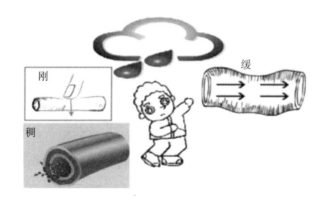

图 3-51　湿邪局部脉象要素示意图

稠、滑、缓：湿性重浊，阻滞中焦，气机不利，右关脉稠、滑、缓。

刚：湿邪浸渍肌表或四肢经络，经络痹阻不通，则桡动脉相应部位桡侧缘张力增加。

②整体脉象要素：如图3-52。

沉、短、来怠去怠：湿邪郁遏阳气，则脉沉；气机鼓动、运行不利，则每次脉搏搏动沿血管壁的传导距离缩短、脉搏的起伏变化速度变慢。

下：湿性趋下，多伤及人体下部。

柔：湿性柔润，桡动脉血管壁的张力降低。

粗、血管壁与周围组织界限"模糊"：湿邪为患，身体内的体液容量增加，脉道充盈；湿邪存留体内，痰浊积聚，影响了脉管和周围组织间的共振。

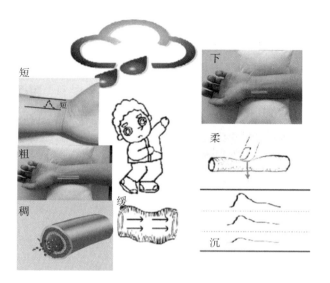

图 3-52　湿邪整体脉象要素示意图

③演化脉象要素：如图 3-53。

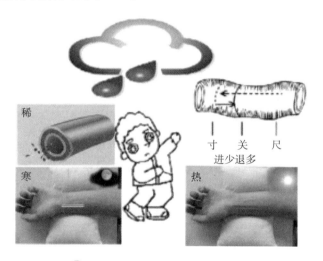

图 3-53　湿邪演化脉象要素示意图

进少退多：湿性重浊趋下，前进血流量相对减少而后退血流量相对增加。

热：湿邪久居体内，蕴积化热，则相应脉段出现热感。

稀：水湿停聚成饮，或素体阳虚，温化水液不利，表现出脉象要素的"稀"。

寒：水湿伤阳，温煦不利，则血流温度偏低。

（2）脉象要素系统辨证

临证诊脉，根据"稠滑而短"的脉象特征即可做出感受湿邪的病因诊断。在此基础上，根据兼见的脉象要素的差异可以辨别出不同的证候组群。如果又表现桡动脉桡侧缘"刚"脉象要素者，则为感受湿邪、阻闭经络证；如果又表现"短""缓"以及"进少退多"脉象要素者，则为感受湿邪、湿遏气阻证；如果又表现"稠""缓""粗"以及血管壁与周围组织的界限"模糊"等脉象要素者，则为秽浊郁遏证；如果又表现"稀""粗""柔"和"滑"等脉象要素者，则为感受湿邪、水湿内停证；如果又表现"热""稠"脉象要素者，则为感受湿邪、湿浊化热证；如果又表现"稀""缓""寒"等脉象要素者，则为感受湿邪、水湿伤阳证。（图 3-54）

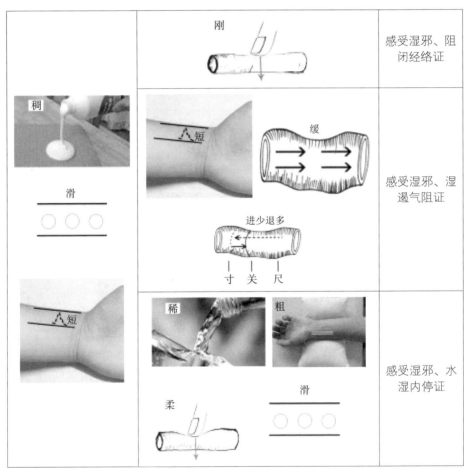

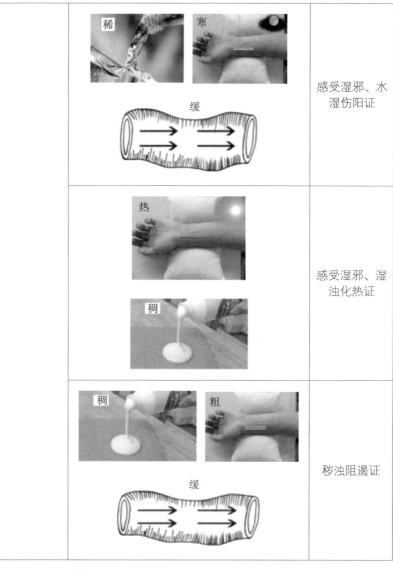

	稀 / 寒 / 缓	感受湿邪、水湿伤阳证
	热 / 稠	感受湿邪、湿浊化热证
	稠 / 粗 / 缓	秽浊阻遏证

图 3-54　湿邪脉象要素辨证示意图

5. 感受燥邪脉象

燥为秋季的主气，秋燥过激，侵入人体则为燥邪。燥邪的性质干燥，侵入人体后易伤及体内的津液，出现各种干燥和伤津的症状，尤其突出表现在与外界自然界之气相互交换的场所——肺脏，机体表现出干咳痰少、痰中带血丝等症状。

（1）感受燥邪脉象要素

①局部脉象要素：如图 3-55。

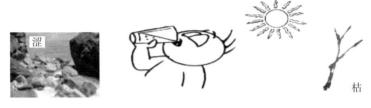

图 3-55　燥邪局部脉象要素示意图

涩、枯：燥邪伤津，肺脏最易受之，故右寸脉多涩；津伤致血脉失养，易出现在左尺脉。

②整体脉象要素：如图 3-56。

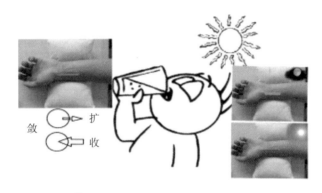

图 3-56　燥邪整体脉象要素示意图

细：燥邪伤津，血容量不足，血脉不充。

数、热：感受温燥者，热邪内盛，充斥体内，心跳加速。

敛、寒：感受凉燥者，血管收缩；阳气受伤，温煦不利。

③演化脉象要素：如图 3-57。

右尺脉粗、强：燥邪伤津，津液亏虚，大肠失润，大便干结难行。

（2）脉象要素系统辨证

临证诊脉，根据"缺乏荣润滑利"的脉象特征即可以做出感受燥邪的病因诊断。在此基础上，根据兼见的脉象要素的差异可以辨别出不同的证候组群。如果又表现"数""热"脉象要素者，则为感受温燥的病因诊断；如果又表现"寒""敛"脉象要素者，则为感受凉燥的病因诊断；如果又表现"细""涩"以及左尺"枯"脉象要素者，则为感受燥邪、伤津耗液证。（图 3-58）

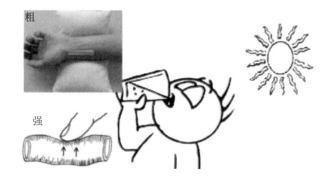

图 3-57　燥邪演化脉象示意图

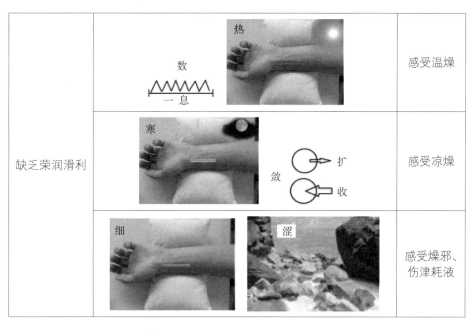

图 3-58　燥邪脉象要素辨证示意图

6. 感受火邪脉象

火热之邪一年四季均可以发生，只要是外界的火热较盛，感之侵入人体则为火邪。火为阳邪，所导致的疾病为实热性疾病；火性上炎；"壮火食气"，导致阳气耗散；火盛迫津外泄，导致阴津耗伤；火盛热旺，易于动风；火热之邪，窜入营血，扰动心神；热入营血，迫血妄行；热盛血壅，血败肉腐。

（1）感受火邪脉象要素

①局部脉象要素：如图 3-59。

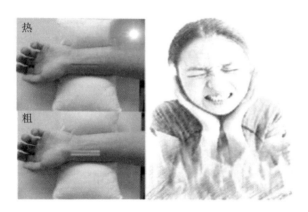

图 3-59　火邪局部脉象要素示意图

热：火热积聚于身体的某一局部则相应的脉位出现热感。

粗：火热充斥，迫动血液，局部血流增加，则相应脉位粗。

滑：火热入营血，煎熬津液，化生痰浊，则脉诊局部现滑象。

②整体脉象要素：如图 3-60。

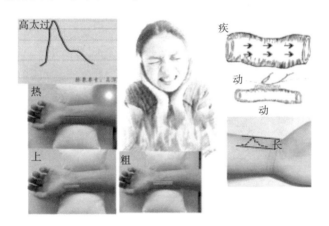

图 3-60　火邪整体脉象要素示意图

热（感受火邪性质的特征脉象）：火热充斥机体，体现在桡动脉为勃勃透发的热辐射感。

动、高、粗：正气抗邪外出，热邪时时向外透发，故脉管变粗、脉搏的上升支显现出"躁动"之象，尤以脉动起始段明显。

强、疾、数、长：热邪充斥体内，心率加快，心搏出量增加，导致血流速度加快，桡动脉内部压力较大、脉搏传导距离加大。

上：火性炎上，冲击头面，则脉象向腕横纹的远端轴向扩张。

来驶去怠、进多退少：气分热盛，鼓荡血行，其来急促搏指，其去则迟迟徐缓、血液振荡式的前进态势遭到破坏。

③演化脉象要素：如图3-61。

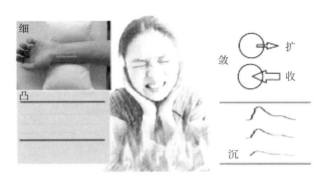

图3-61 火邪演化脉象要素示意图

滑、敛：火热煎熬津液，化成痰浊；伤津动风，筋脉拘挛。

枯、涩：热邪伤津，水分浓缩，润泽性降低、血液中的有形成分之间的摩擦力加大。

散："壮火食气"，热邪伤气，气机不敛，内收无力。

凸：热盛肉腐，则在相应的部位出现凸的特征。

细、沉：一是由于阴津不足，血液浓缩，循环血量减少，血管收缩，往往与枯并见；二是见于疾病的早期或疾病过程中，由于外感火热邪气迅速入里，郁结于内不得外散。

（2）脉象要素系统辨证

临证诊脉，根据"热动而强"的脉象特征即可做出感受火邪的病因诊断。在此基础上，根据兼见的脉象要素的差异可以辨别出不同的证候组群。如果又表现"粗""长""来驶去怠""高""疾"等脉象要素者，则为感受火邪、热邪弛张证；如果又表现"滑""疾""高"等脉象要素者，则为感受热邪、热邪内蕴证；如果又表现"滑""数""细""高"等脉象要素者，则为感受火邪、热入营血证；如果又表现"细""敛"脉象要素者，则为感受火邪、热盛生风证；如果又表现"细""枯"脉象要素者，则为感受火邪、热邪伤阴证；如果又表现"细""涩"脉象要素者，则为感受火邪、热伤血瘀证；如果又表现局部"凸""滑""稠"脉象要素者，则为感受火邪、局部热盛肉腐证；如果又表现"细""沉"脉象要素者，则为感受火邪、火热郁闭证。（图 3-62。）

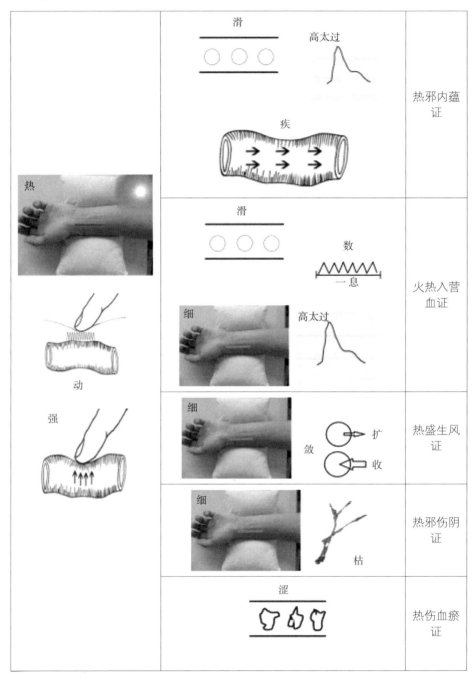

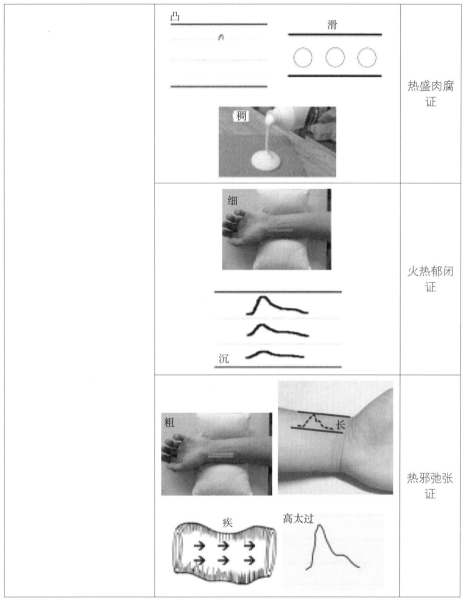

	热盛肉腐证
	火热郁闭证
	热邪弛张证

图 3-62　火邪脉象要素示意图

（二）七情内伤脉象系统

七情是指喜、怒、忧、思、悲、恐、惊七种情志活动，是个体感受到外界环境刺激后产生的心理活动和情绪体验。正常情况下不会导致或诱发疾病，当七情刺激的程度过强或作用时间持久，超过了机体生理和心理所能够承受的阈值时，则会导致机体脏腑精气损伤，气机运行失调；或在人体正气虚弱，脏腑精气虚衰，对情志刺激的承受能力下降时，则会诱发或导致疾病的发生，称之为"七情内伤"。情志过激可以直接伤及内脏，影响脏腑的功能；撼动五神，使得五神不得内藏，动荡游行于外；影响气机运动，导致气机正常运动形式的紊乱。脏腑气机紊乱，继而引起气血津液的代谢失常，则化生痰浊、水湿；气机郁滞日久则化热化火，火热迫血，血不安宁则妄行；气机郁滞不畅，血液运行不利则产生瘀血。

1. 喜伤脉象

喜志是伴随愿望实现、紧张情绪解除时显现的一种轻松愉快的情绪体验。但若过喜则心气涣散，神不守舍，气机张越。

（1）喜伤脉象要素

①局部脉象要素：如图3-63。

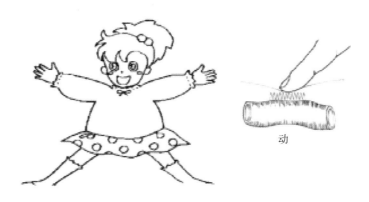

动

图 3-63　喜伤局部脉象要素示意图

动：局部脉势的动跃，常在右尺脉或左寸脉，表现为动跃不稳。

②整体脉象要素：如图3-64。

动：喜悦所导致的血管壁谐振波可以泛及双手整体脉象。

柔、驶：心情愉悦，心理压力和张力偏低，因此血管壁的张力降低、血管壁的脉搏轴向搏动传导疾速。

浮、粗、长：喜悦不能自持，志发于外，气机运行趋于机体之外，血管壁周向扩张和轴向搏动的幅度加大。

缓：血管壁张力降低，血管增粗增大，血流速度则相对较慢。

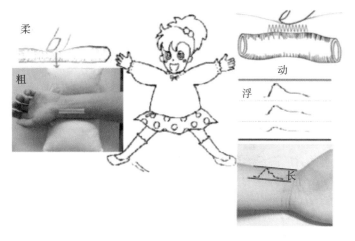

图 3-64　喜伤整体脉象要素示意图

（2）脉象要素系统辨证

临证诊脉，根据与志相对应的动（特定振幅与频率）的脉象特征即可做出喜伤的病因诊断。在此基础上，根据兼见的脉象要素的差异可以辨别出不同的证候组群。如果又表现"浮""粗""驶"脉象要素者，则可以做出喜伤，气机散荡不能收持的病因诊断。（图 3-65）

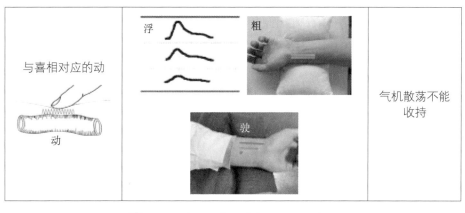

图 3-65　喜伤脉象要素整体辨证示意图

2. 怒伤脉象

怒志是由于愿望受阻、行为受挫而致的不良情绪体验。若怒而不泄，气机不畅，则肝气郁结，进而导致气滞血瘀等；若大动肝火，疏泄太过，则肝气上逆；暴怒动气，气升太过，则血随气逆。怒志根据持续的时间性分为急性和慢性应激。

（1）怒伤脉象要素

①局部脉象要素：如图3-66。

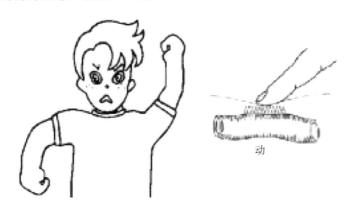

图3-66　怒伤局部脉象要素示意图

动：常见于慢性心理应激的患者。表现为左关谐振波增多，个别的患者也可以在其他单部脉象出现这种麻涩感。

涩：长期郁闷不舒，气血运行不畅而瘀滞，多表现为左关脉势涩滞，拘拘前行。

②整体脉象要素：如图3-67。

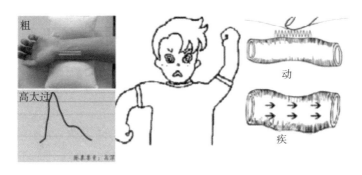

图3-67　怒伤整体脉象要素示意图

动：长期气机郁结不畅，导致血管壁高频率谐振波的增多，可以表现在双手寸口各部。

数、粗、高、疾、驶：见于急性心理应激期，交感神经保持高度兴奋，心肌收缩力增加，心输出量增多；外周血管扩张，脉搏的起伏程度较大，气血趋向于肌表；血液流速加快，脉搏轴向传导速度加快。

动：脉的起始段和搏动最高点出现"躁动"之象，是血管高频率谐振波增多的缘故。

③演化脉象要素：如图 3-68。

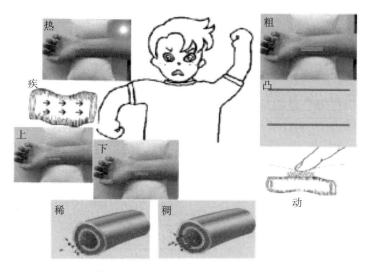

图 3-68　怒伤演化脉象要素示意图

粗、凸、热、滑：此四个脉象特征往往相伴出现，表现为麻涩感的基础上，根据肝郁克犯部位的不同，出现相应脏器在寸口反映部位显现"粗"的特征；气机结滞于不同脏腑则相应脉诊部位显现出圆包样凸起；气结化热，局部的新陈代谢增加则相应部位出现热辐射感；气机郁结，水液运化不利则脉滑。

疾、上、动：性格急躁且善抗争者，则肝火上炎，表现为左手脉搏血流传导速度加快的"疾"、脉体整体向远心端移位；脉搏搏动最高点的抖动不稳；且伴有寸"热"尺"寒"，寸"粗"而尺"细"。

涩：气机郁结，血行不利，气滞血瘀，则血流涩滞不畅。

滑、稀或稠：气机结滞，运化水湿不利，体内水液代谢失常，化生痰浊则脉滑、稠；水液停聚成饮则脉滑、稀。

下：气机郁结攻冲于下，导致下焦部位的病变，则脉位趋下。

（2）脉象要素系统辨证

临证诊脉，根据与怒相对应的动（特定振幅与频率）的脉象特征即可做出怒伤的病因诊断。在此基础上，根据兼见的脉象要素的差异可以辨别出不同的证候组群。如果又表现"涩"脉象要素者，则为肝郁气滞、气滞血瘀证；如果又表现"滑""稠"脉象要素者，则为肝郁气滞、痰浊内阻证；如果又表现"滑""稀"脉象要素者，则为肝郁气滞、水湿停聚证；如果又表现"热""驶""粗"以及"浮"脉象要素者，则为肝郁气滞、郁滞化火证；如果又表现右寸"粗""凸""热"以及"滑"脉象要素者，则为肝气郁结、肝木侮金证；如果又表现左尺"下""粗""凸""滑"和"热"脉象要素者，则为肝气郁结、化火下注证；如果又表现右尺"下""粗""凸""滑"和"热"脉象要素者，则为肝气郁结、肝木克脾证；如果又表现"上""寸热尺寒"以及"寸粗尺细"脉象要素者，则为肝气郁结、肝火上炎证；如果又表现某个微观部位的"凸""涩"或"滑"脉象要素者，则为肝郁气滞、痰浊瘀血凝结于局部；如果又表现"高""数""动""疾"以及"驶"脉象要素者，则为怒伤急性应激的心理状态。（图3-69）

与怒相对应的动 动	涩 	肝郁气滞、气滞血瘀证
	滑 　稠 	肝郁气滞、痰浊内阻证
	滑 　稀 	肝郁气滞、水湿停滞证
	热 　驶 粗 　浮 	肝郁气滞、郁滞化火证

	肝气郁结、肝木侮金证
浮 / 粗 / 滑	
下 / 粗 / 凸 / 滑 / 热	肝气郁结、化火下注证或肝木客脾证
上 / 寸粗 / 寸热尺寒	肝气郁结、肝火上炎证
凸 / 涩 / 或 / 滑	肝气郁结、痰浊淤血凝结于局部

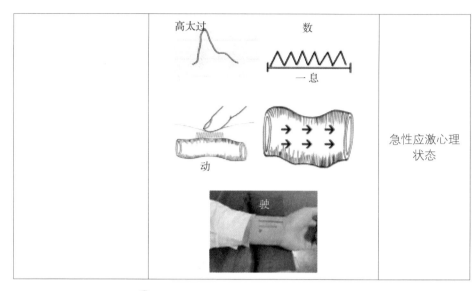

急性应激心理状态

图 3-69　怒伤脉象要素系统辨证示意图

3. 忧伤脉象

忧是人们面临问题而无法解决，理不清头绪而顾虑重重，心情低沉并伴有自卑的复合情绪体验。忧伤带有明显的个性特点，愁忧则易致气机不舒，气血为之闭塞。

（1）忧伤脉象要素

①局部脉象要素：忧志所伤与个性关系密切，一般不仅表现在局部还附着于整体脉象之中。

②整体脉象要素：如图 3-70。

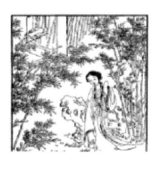
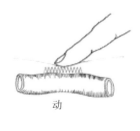

动

图 3-70　忧伤整体脉象要素示意图

动：见于常处于慢性忧伤情绪支配的患者，属于谐振波的增多。

③演化脉象要素：如图 3-71。

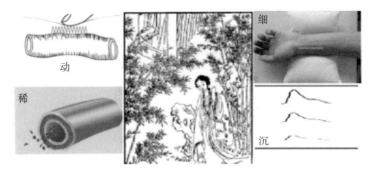

图3-71　忧伤演化脉象要素示意图

细、稀：忧伤过度损伤脾胃，运化吸收水谷精微不利，血液中有形成分减少，血脉不充；或过度关注忧伤的事件或人物，形成了血管壁张力的增高，使血管壁周向扩张受限所致，成细脉。

沉：情绪始终处于低下状态，气机消沉趋下，郁积于内。

涩：忧思耗伤气机，郁阻不畅，血液中有形成分之间摩擦力加大。

枯：忧伤日久，耗伤阴津，血液中水分含量减少，故而脉枯。

弱：忧伤气机受损，气虚不足，无力充斥脉道，故而脉弱。

（2）脉象要素系统辨证

临证诊脉，根据与忧相对应的动（特定振幅与频率）的脉象特征即可做出忧伤的病因诊断。在此基础上，根据兼见的脉象要素的差异可以辨别出不同的证候组群。如果又表现"细""沉"脉象要素者，则为忧伤气机郁结证；如果又表现"涩"脉象要素者，则为忧伤气滞、瘀血内生证；如果又表现"枯""细"脉象要素者，则为忧伤过度、伤耗阴津证；如果又表现"稀"脉象要素者，则为忧伤气滞、精血亏虚证；如果又表现"弱"脉象要素者，则为忧伤伤气、气虚不足证。（图3-72）

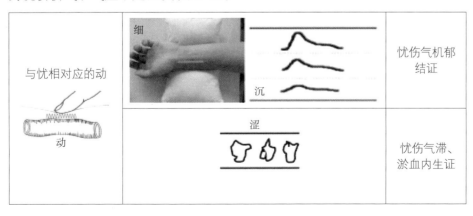

与忧相对应的动	细 沉	忧伤气机郁结证
动	涩	忧伤气滞、淤血内生证

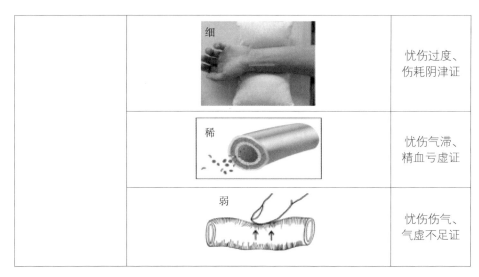

细		忧伤过度、伤耗阴津证
稀		忧伤气滞、精血亏虚证
弱		忧伤伤气、气虚不足证

图 3-72　忧伤脉象要素系统辨证示意图

4. 思伤脉象

思是人的精神意识思维活动的一种状态，是对所思问题不解，事情悬而未决，过度苦思冥想，凝神敛志的过程。思虑担忧是一种复合情绪状态，通常称为忧思。思虑过度、所思不遂，则可使人体之气郁结，气机升降失常，又可以导致多种病机演化。

（1）思伤脉象要素

①局部脉象要素：如图 3-73。

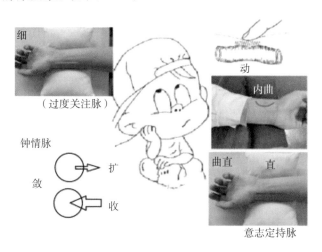

图 3-73　思伤局部脉象要素示意图

动：脉搏起伏过程中左手脉搏谐振波增多而杂乱，给诊者内心艰涩苦楚的心理感受。

来怠去驶：右手脉搏上升支速度减慢而怠缓，而到达脉搏搏动最高点后难于持续一定时间，迅速回落到基线，给诊者以内心很疲惫，做事缺乏激情的心理体验。笔者称之为"忧愁思虑脉"。

脉内曲：对所关心事物的过度关注，则其左手脉象常表现出向尺侧腕屈肌腱弯曲贴近。

细（过度关注脉）：对所关心事物的过度关注，使相应脑区的神经细胞过度兴奋，导致其周围脑区神经细胞的兴奋性受到高度抑制，影响了血管运动中枢的调节功能，使左手脉血管壁周向扩张不利，则脉管管径相对变"细"，且对其周围组织的振动播散相对减少，脉管外的组织搏动减弱，给诊者以孤立"挺然指下"的感觉。

敛（钟情脉）：萦思不断，钟情迷恋，心无旁骛的要实现某种目的，在"过度关注脉"特征的基础上，出现左手脉周向扩张后停留时间过短而迅速回缩的"敛紧"特征，给诊者以贪婪的获得或占有的心理感受。

直（志意持定脉）：脑中经常不自觉地出现某种思想，甚至是不现实的、虚幻的想法，表现为强迫性思维，脉象多表现为右手关、尺脉的周向扩张幅度的减小显示出"挺直"的特征。

②整体脉象要素：如图 3-74。

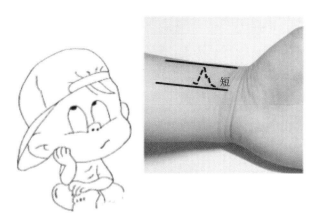

图 3-74 思伤整体脉象要素示意图

短：气血运行不畅，则脉搏轴向搏动的传导和血液向前运行的距离缩短。

涩：思虑过度伤及机体的阴血津液，血液濡润功能失常，或"思则气结"，气机郁闭，血液运行不利而产生血瘀，血液中有形成分之间摩擦力加大。

③演化脉象要素：如图 3-75。

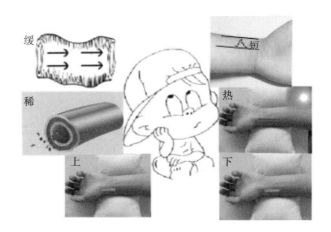

图 3-75　思伤演化脉象要素示意图

上、热：思虑过度，气机内结，郁滞化火，火性炎上，出现脉象越过腕横纹上窜。

滑、稀：气机结滞，水液运化功能失常，水湿内停化痰生饮则脉滑；思虑伤脾，运化吸收不利，血液中精微物质减少，故而脉稀。

下：思慕过度，下焦相火时时动越，则脉象超出尺部向近心端延伸，并常常伴有该部的脉搏压力"强"、脉形"粗"的改变。

怠、缓：曲运神机，殚精竭虑，耗伤心气，心气不足，则血脉鼓动血液运行无力，出现脉搏起始段传导和血流速度的缓慢。

枯、弱：思虑过度，耗伤气血阴津，血液失去濡养而脉枯；或血虚无力充斥脉道而脉弱。

（2）脉象要素系统辨证

临证诊脉，根据思想对应的动（特定振幅与频率）的脉象特征即可做出思伤的病因诊断。其中又根据思虑状态的不同会兼见不同的脉象特征。

①如果又表现"来怠去驶"脉象要素者，则为"忧愁思虑"状态；如果又表现"内曲""细"脉象要素者，则为"惦念关注"状态；如果又表现"直""细"脉象要素者，则为"过度关注"或"强迫偏执"状态；如果又表现"直""敛"脉象要素者，则为"钟情迷恋"状态。（图 3-76）

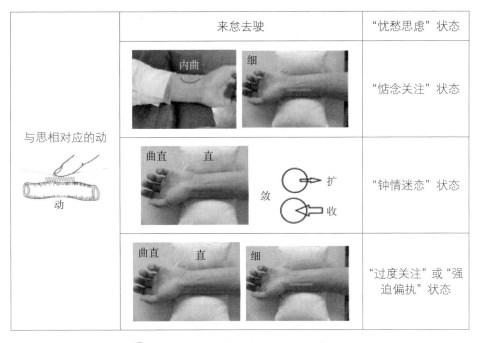

与思相对应的动	来怠去驶	"忧愁思虑" 状态
	内曲　细	"惦念关注" 状态
动	曲直　直　敛　扩　收	"钟情迷恋" 状态
	曲直　直　细	"过度关注" 或 "强迫偏执" 状态

图 3-76　思伤脉象要素系统辨证示意图 1

②思伤具体的病机证候演变是在思伤特定的动的脉象特征基础上而变化。如果又表现"短"脉象要素者，则为思伤气结证；如果又表现"滑"脉象要素者，则为思虑气结、痰气交阻证；如果又表现"上""热"脉象要素者，则为思虑气结、气结化火证；如果又表现"涩"脉象要素者，则为气机郁结、气滞血瘀证；如果又表现"怠""缓"以及"弱"脉象要素者，则为思虑伤气、气虚不足证；如果又表现"稀""弱"脉象要素者，则为思虑过度、心脾两虚证；如果又表现"细""枯"脉象要素者，则为思虑过度、阴津耗伤证。（图 3-77）

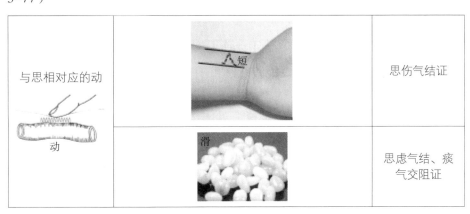

| 与思相对应的动 | 短 | 思伤气结证 |
| 动 | 滑 | 思虑气结、痰气交阻证 |

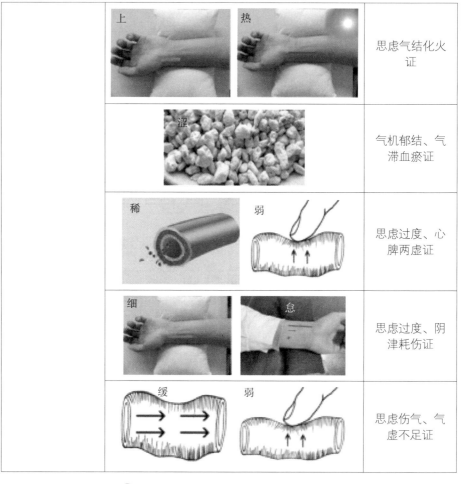

| | 思虑气结化火证 |
| 气机郁结、气滞血瘀证 |
| 思虑过度、心脾两虚证 |
| 思虑过度、阴津耗伤证 |
| 思虑伤气、气虚不足证 |

图 3-77 思伤脉象要素系统辨证示意图 2

5. 悲伤脉象

悲是指人失去所爱之人或物及所追求的愿望破灭时的情绪体验。悲损耗人体之气，肺主一身之气，故气耗则肺伤。悲伤有急性和慢性心理应激的状态之分。

（1）悲伤脉象要素

①局部脉象要素：如图 3-78。

动：见于急性悲伤过度，或出现于慢性悲伤的状态中。大多数人在右寸脉，少数出现在左寸脉，出现与悲伤相对应的"动"象，给诊者以悲痛欲哭的心理感受。

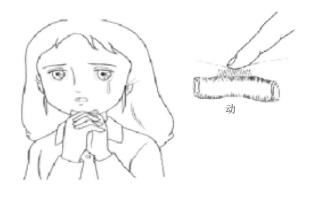

图 3-78　悲伤局部脉象要素示意图

②整体脉象要素：如图 3-79。

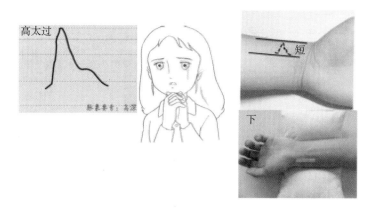

图 3-79　悲伤整体脉象要素示意图

高、驶、短：悲哀哭号，气血激荡，则脉搏的起伏高度变大，轴向传导速度加快；轴向传导距离缩短，扩张不利。

怠、下：慢性悲伤，气血不足，心气受伤，脉搏传导速度减慢；"悲则气消"，脉象呈现三部脉整体向近心端移位。

数：突然地悲伤过度，处于心理应激时，心率和脉率加快。

③演化脉象要素：慢性悲伤情绪往往以思念、惦念的心理成分为主，故慢性悲伤的演化脉象与思志所伤的演化脉象相同。

（2）脉象要素系统辨证

临证诊脉，根据与悲伤相对应的脉象的"动"（特定谐振波波幅和频率）的脉象特征即可做出悲伤的病因诊断。在此基础上，根据兼见的脉象要素的差异可以辨别出不同的证候组群。如果又表现"数""高""驶"脉象要素者，则为急性悲伤状态；如果又表现"怠""短""下"脉象要素者，则为慢性悲伤状态。（图3-80）

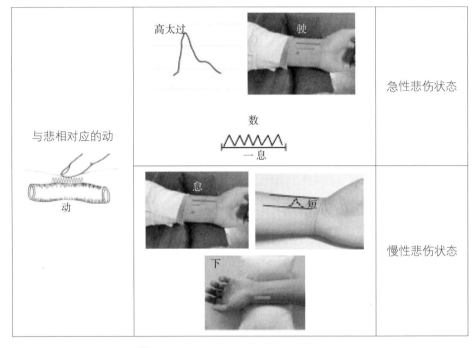

急性悲伤状态

慢性悲伤状态

🔆 3-80 悲伤脉象要素系统辨证示意图

6. 惊伤脉象

惊是外有所触，突然遭受意料之外的事件而引发的紧张惊骇的情绪体验。惊虽多由外发，但常伴随其他情绪体验，以复合情绪状态而存在。暴受惊恐导致心神不定，气机运行不能够平稳舒畅。属心理学急性心理应激范畴。

（1）惊伤整体脉象要素：如图3-81。

动：脉搏波传导过程中，谐振波呈现多频率、多振幅性，致脉象杂乱而"动"。

数：暴受惊恐，心无所依，致机体应激能力增加，心率增快。

来驶去驶：心神不定，脉搏的上升支和下降支的陡度变大和幅度变小，且在脉搏波达到最高端后持续的时间缩短，迅疾下降，故出现"来驶去驶"之象，古人称之为脉"厥厥而动"。

疾、驶：心脏搏动有力，气血激荡，血液运行疾速，脉搏传导速度加快。

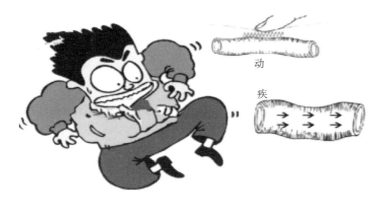

图 3-81 惊伤整体脉象要素示意图

（2）脉象要素系统辨证

临证诊脉，根据与惊相对应的脉搏的"动"（特定振幅与频率）的脉象特征即可做出惊伤的病因诊断。在此基础上，如果又表现"数""来驶去驶""疾"脉象要素者，则为惊则气乱、心神不宁证。（图3-82）

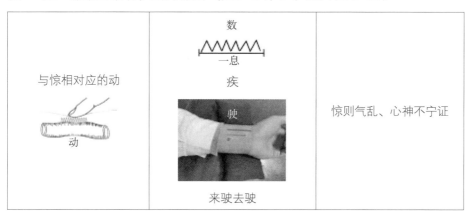

图 3-82 惊伤脉象要素系统辨证示意图

7. 恐伤脉象

恐指遇到危险又无力应付而引发的担心害怕或并没有明显的外界原因，而使人们完全处于自发的惧怕不安的情绪体验中。当看到或听到恐怖情景，即使非亲身经历也能产生恐的情绪体验。恐与惊相似，但惊为不自知，事出突然而受惊；恐为自知，俗称"胆怯"。惊恐的刺激可使人体气机紊乱。人在惊恐状态下，上焦气机闭塞不畅，人体之气迫于下焦。属心理学慢性心理应激范畴。

（1）恐伤脉象要素

①局部脉象要素：如图3-83。

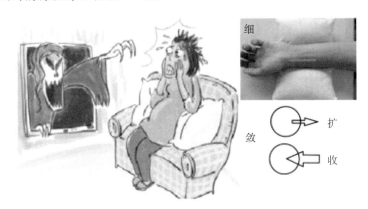

图3-83　恐伤局部脉象要素示意图

细、敛：个性或所经历的恐惧事件时间久远，则右尺脉出现脉形细和搏动敛紧的特点，对周围组织形成的振动较少。

②整体脉象要素：如图3-84。

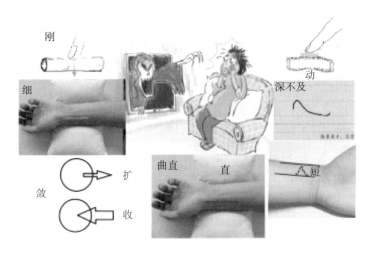

图3-84　恐伤整体脉象要素示意图

刚、细、敛：恐惧是一种状态，是慢性心理应激引起心理张力高，脉管壁张力较高；周向扩张不利，则血管内径变细，回缩动度加大则敛。

动：脉搏搏动和传导过程中附着有细微的颤抖感。

深：脉搏搏动的上升程度较小，达到高峰后迅速回落潜下。

短：恐惧所伤，气机停滞不畅，血液运行不利。

直：恐惧具有固定的目标，总是在关注且担心某件事情或人，脉体在敛紧的基础上显示出挺直之态。

驶：脉搏传导速度加快。

③演化脉象要素：如图3-85。

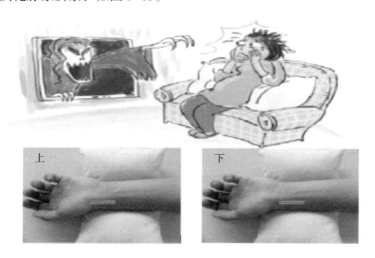

图3-85　恐伤演化脉象要素示意图

上：身体兴奋性增高致气机上逆，带动血液上冲，则三部脉整体性向桡动脉远心端上移。

枯：时时惊怖，阴津、心血暗耗，则脉象变枯。

下、滑：惊恐伤气，气血下沉，则整体三部脉象向近心端移位；气机运化不利，痰浊内生，充斥脉道则滑。

（2）脉象要素辨证

临证诊脉，根据与恐相对应的脉搏的"动"（特定振幅与频率）的脉象特征即可做出恐伤的病因诊断。在此基础上，根据兼见的脉象要素的差异可以辨别出不同的证候组群。如果又表现"敛""直""刚"脉象要素者，则为恐怖对象持定；如果又表现"下""深"脉象要素者，则为恐惧气下证；如果又表现"上""驶"脉象要素者，则为惊恐气乱证；如果又表现"细""枯""短"脉象要素者，则为惊恐所伤、气血（阴）不足证；如果又表现"滑"脉象要素者，则为惊恐伤气、痰浊壅塞证。（图3-86）

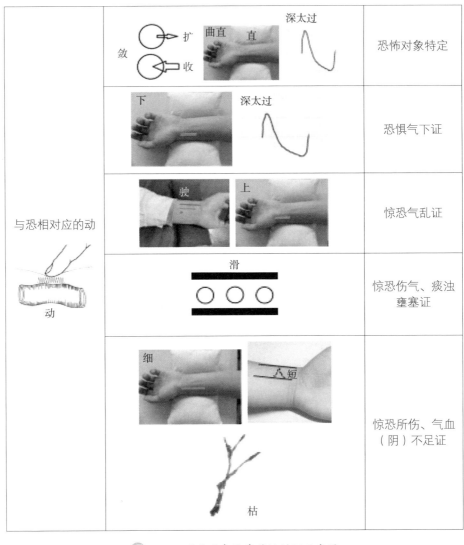

		恐怖对象特定
		恐惧气下证
与恐相对应的动		惊恐气乱证
动		惊恐伤气、痰浊壅塞证
		惊恐所伤、气血（阴）不足证

图 3-86　恐伤脉象要素系统辨证示意图

8. 其他心理脉象

一些心理情绪在日常生活中虽然经常涉及，但历代医籍中很少论述，不属于"七情"理论。但有些心理情绪，其致病具有普遍性和严重的危害性，且脉象特征具有明显的特点。

（1）迫切心理脉象

左关脉"敛""细"，血流疾速前行，且向寸部窜透，给诊者以急迫的心理感受。这是当人们心情迫切，急于要做（完成）某件事情时出现的脉象，

102

在此基础上，如果又表现"上"、寸部"热"脉象要素者，则为心理急迫、火热气血上逆证。（图3-87）

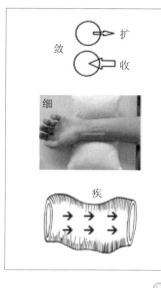
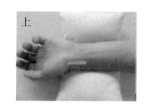
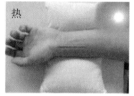

心理急迫、火热气血上逆证

寸部热

图 3-87　迫切心理脉象示意图

（2）纷扰心理脉象

右尺脉随脉搏的搏动出现无数细小的点搏击诊者手指的感觉，给诊者以被许多事情纷扰且心理疲劳的心理感受。在此基础上，如果又表现有脉搏上升支升起速度的"怠""缓"明显者，则为精力和体力耗伤太重，多见于"疲劳综合征"。（图3-88）

右尺脉随脉搏的搏动出现无数细小的点搏击诊者手指
脉搏上升支怠、缓

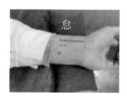
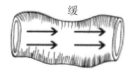

疲劳综合征

图 3-88　纷扰心理脉象示意图

（三）饮食不节脉象系统

饮食不节包括过饱过饥、饮食不洁、饮食偏嗜等，从古代医家论述来看，结合目前的社会饮食状况，营养的过剩是主要的病理因素，也就是古人所说的"积食"和"偏嗜"。

1. 饮食积滞脉象

饮食积滞是指饮食超量，或暴饮暴食，或中气虚弱而强食，以致脾胃难于消化转输而致病。饮食积滞易伤及脾胃进而导致其功能紊乱；水谷精微物质不能够正化而化邪，变生"痰""湿"，营养过剩，而发展为消渴、肥胖、痔疮、心脉痹阻等病证。

（1）饮食积滞脉象要素

①局部脉象要素：如图3-89。

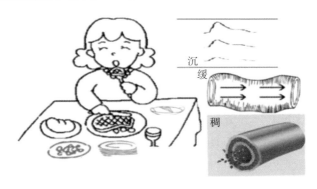

图 3-89　饮食积滞局部脉象要素示意图

沉：饮食积滞，脾胃运化障碍，气机郁闭，则右侧关脉沉。

右关脉滑、稠、缓：饮食不化，积聚生痰生湿，停滞于脾胃，则右侧关脉滑；痰湿阻滞，浊气壅塞中焦，闭塞气机，则右侧关脉稠、缓。

②整体脉象要素：如图3-90。

稠：血液中有形成分增加，则血液的黏稠程度升高，脉稠。

滑：血液中脂浊存在，则现滑象。

缓、短：血液黏稠前进的流动速度减慢、每搏前行的距离变短。

强、粗：血液有形成分的增加，渗透压增高，大量水分被吸收于血管之中，血管内压力增加，则脉管内压力较大，脉体充大饱满。

沉、血液内无数细丝：饮食痰浊积滞郁阻，气机不畅，则脉位变沉；痰浊充斥血液中，形成黏扯不断的有形之物。

刚、厚：饮食积滞，血脂高导致动脉硬化，则脉刚；食积痰浊，沉积在血管壁导致血管壁增厚，则脉厚。

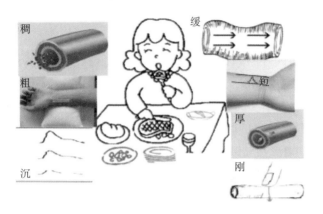

图 3-90　饮食积滞整体脉象要素示意图

血管壁与周围组织界限模糊：血液稠浊侵及血管壁，血管硬化影响血管壁的扩张和收缩运动，进而影响血管壁和周围组织间的谐振，尤以右手脉明显。

③演化脉象要素：如图 3-91。

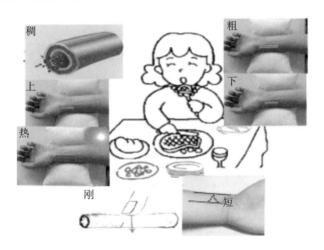

图 3-91　饮食积滞演化脉象要素示意图

稠、上：右关脉出现饮食积滞特征的同时，右寸脉稠、上、滑，为脾胃运化不及食积内滞生痰，上注于肺，肺部积痰。

粗、下：右关脉出现饮食积滞特征的同时，双侧或单侧的尺脉（以右侧尺脉为著）粗、下、滑，为湿浊不化而下注。

短、稠：右关脉饮食积滞特征，并双寸脉短、稠、滑，为湿浊中聚，蒙蔽清阳，清窍失养。

热：饮食积滞脉象同时出现"热"感，为痰浊壅积，郁而化热。

刚：食积脉象特征同时出现整体脉象血管壁的"刚"，是血脂高、动脉硬化的现象。

涩：随着进食时间和血糖高低变化的"涩"搏，为糖尿病的表现。

（2）脉象要素辨证

临证诊脉，根据"沉稠而强"的脉象特征即可做出饮食积滞的病因诊断。在此基础上，根据兼见的脉象要素的差异可以辨别出不同的证候组群。如果又表现右关脉"粗"、尺侧壁"刚"脉象要素者，则为饮食积滞、食滞胃肠证；如果又表现右侧脉象的"粗""短"脉象要素者，则为饮食积滞、气机阻滞证；如果又表现"滑""热"脉象要素者，则为饮食积滞、食积化热证；如果又表现"短""稠""涩""缓"脉象要素者，则为饮食积滞、气滞血瘀证；如果又表现"滑""粗"、血管壁与周围的组织界限"模糊"、血液中有数条细丝的脉象要素者，则为饮食积滞、化生痰浊证；如果又表现右侧脉象的"上"、右寸"粗""浮"脉象要素者，则为运化不及、化生痰浊上注于肺证；如果又表现右侧"下"、右侧尺脉"粗""滑"脉象要素者，则为食积化生湿浊、下注大肠证。（图3-92）

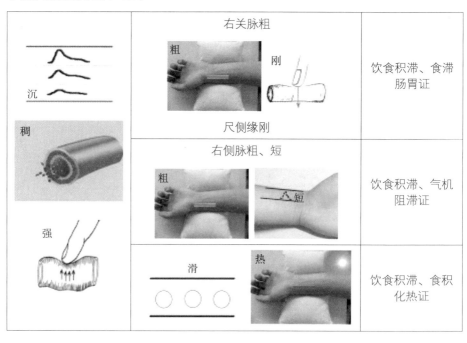

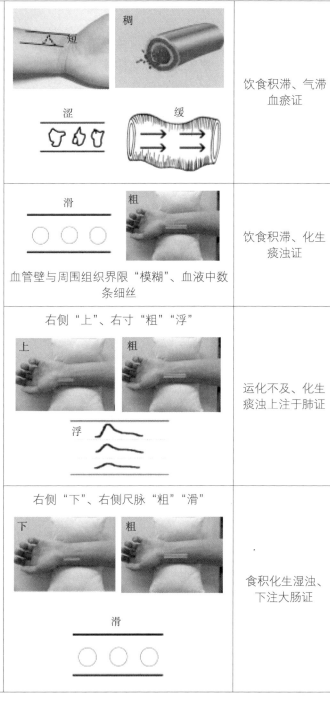

稠 短 涩　缓	饮食积滞、气滞血瘀证
滑　粗 血管壁与周围组织界限"模糊"、血液中数条细丝	饮食积滞、化生痰浊证
右侧"上"、右寸"粗""浮" 上　粗 浮	运化不及、化生痰浊上注于肺证
右侧"下"、右侧尺脉"粗""滑" 下　粗 滑	食积化生湿浊、下注大肠证

图 3-92　饮食积滞脉象要素系统辨证示意图

2. 偏嗜脉象

人类的饮食结构应该遵循保持全面均衡的原则，偏嗜某种食物会导致机体内部环境的改变，影响脏腑气血功能，从而变见于脉象，常见的偏嗜脉象有饮酒过度、食盐过多、嗜食肥甘、饮水量少等。

①饮酒过度脉象：如图 3-93。

右寸"沉"、"稠"、"滑"，笔者发现这类脉象要素多见于虽常大量饮酒，却不出现呕吐或腹泻等排泄反应者。

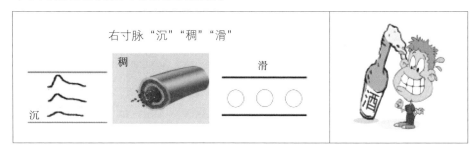

图 3-93　饮酒过度脉象示意图

②食盐过多脉象：如图 3-94。

平素进食食盐较多者右关脉血流"涩"，且血管壁尺侧与周围组织的界限"模糊"。

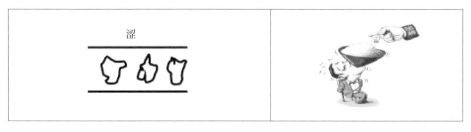

图 3-94　食盐过多脉象示意图

③嗜食肥甘脉象：如图 3-95。

局部脉象为右关脉"沉""滑"，血管壁尺侧缘与周围组织间界限"模糊"；整体脉象为"滑""短""稠"，同时在此基础上伴随桡动脉血流中出现轴向无数"细丝"划过。这是因为肥甘厚味积滞于体内，化生痰浊之邪，血液变浊稠，显现于外所致。

④饮水量少脉象：如图 3-96。

饮水量少，则左尺脉出现"枯"的脉象特征，其他原因导致的脱水脉象特征也是如此，可能是进水量少，体内缺水，津液不足，肾阴亏虚所致。

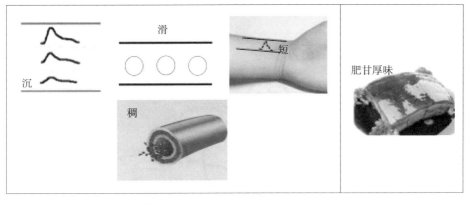

图 3-95　嗜食肥甘脉象要素示意图

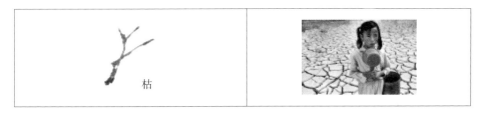

图 3-96　饮水量少脉象要素示意图

（四）劳逸所伤和年老体衰脉象系统

1. 过度劳伤脉象

（1）过度劳伤脉象

劳力过度指较长时间从事重体力劳动，劳伤形体而积劳成疾，或病后体弱，勉强劳作，伤及正气，又称"形劳"。劳力努责，使气机外散不能内守，脏气虚少，功能减退；过度劳力，损伤形体筋骨、关节、肌肉，致使形体组织损伤，久而积劳成疾。

①过度劳伤脉象要素：如图 3-97。

浮、粗、弱：劳力过度，机体气血运行趋向于外，气血耗散，故脉位浮、脉弱；气血长期运行于外，体表的血管扩张。

缓、迟：劳则气耗，气虚无力推动血液运行，导致血流速度缓慢和心率偏低。

刚：血液长期充斥四肢血管，血管壁承受的压力较大，则出现不同程度的硬化。

散：体质素弱之人脉管壁薄软，强力久劳则脉管收缩无力见散象。

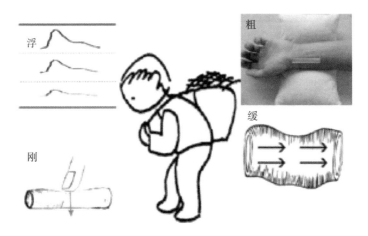

图3-97 过度劳伤脉象要素示意图

②脉象要素系统辨证：如图3-98。

临证诊脉，根据"浮粗而弱"的脉象特征即可做出过度劳伤的病因诊断。在此基础上，根据兼见的脉象要素的差异可以辨别出不同的证候组群。如果又表现"散""迟""缓"脉象要素者，则为劳力过度、伤耗阳气证。

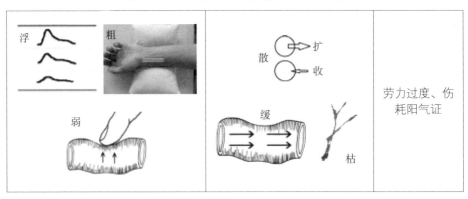

图3-98 过度劳伤脉象要素系统辨证示意图

（2）房劳过度脉象

房劳过度是指性生活过度或早婚、产育过多，伤及肾脏，导致肾精不足，封藏不利，气血亏虚等病机变化。房劳过度是早衰的重要原因之一。

①房劳过度脉象要素：如图3-99。

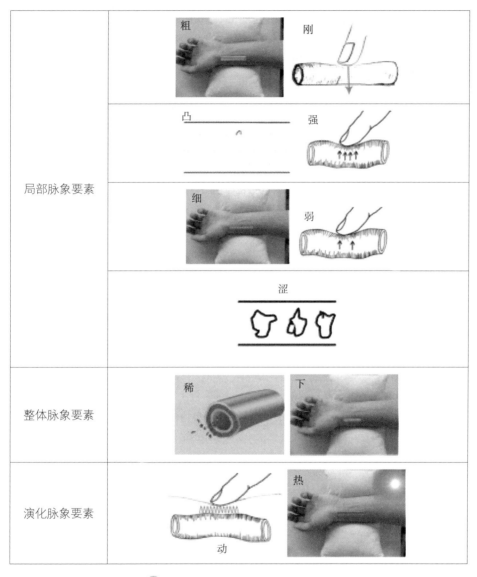

局部脉象要素	粗　刚 凸　强 细　弱 涩
整体脉象要素	稀　下
演化脉象要素	热 动

图 3-99　房劳过度脉象要素示意图

②脉象要素系统辨证：如图 3-100。

临证诊脉，根据"稀下而弱"的脉象特征即可做出房劳过度的病因诊断。在此基础上，根据兼见的脉象要素的差异可以辨别出不同的证候组群。如果又表现"细""热""数"脉象要素者，则为房劳过度、阴虚火旺证；如果又表现"涩""枯"脉象要素者，则为房劳伤及肾阴、肾阴亏虚证；如果又表现"细"脉象要素者，则为房劳过度、气血戕伤证；如果又表现右尺"动""热"

脉象要素者，则为房劳过度、相火妄动证；如果又表现"粗""刚""凸""强"脉象要素者，则为思欲不断、房劳过度、死血败精闭阻证。

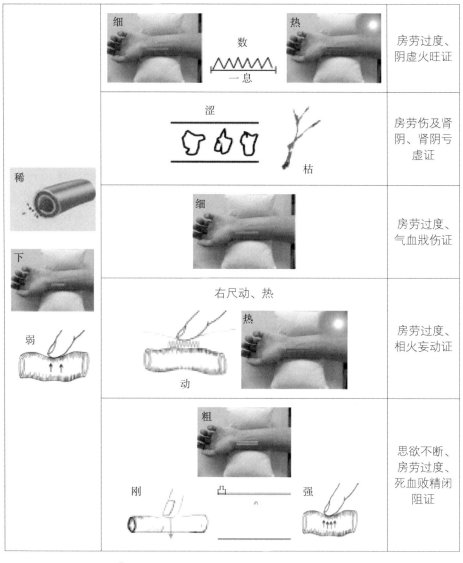

🔲 3-100　房劳过度脉象要素系统辨证示意图

（3）劳神过度脉象

劳神过度指长期用脑过度，思虑劳神导致"神伤"而积劳成疾，古人又称"心劳"，属现代医学慢性疲劳综合征的范畴。劳神过度则神伤，神伤过度则会导致"精"和"气"的不足而出现虚劳病。

①劳神过度脉象要素：如图 3-101。

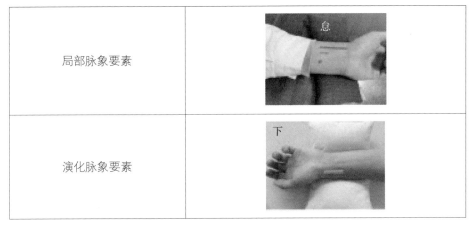

局部脉象要素	息
演化脉象要素	下

图 3-101　劳神过度脉象要素示意图

②脉象要素系统辨证：如图 3-102。

临证诊脉，根据"息"的脉象特征即可做出劳神过度的病因诊断。在此基础上，根据兼见的脉象要素的差异可以辨别出不同的证候组群。如果又表现"弱""短"脉象要素者，则为劳神过度、气虚不足证；如果又表现"细""枯"脉象要素者，则为劳神过度、阴血亏虚证；如果又表现"弱""下""短"脉象要素者，则为劳神过度、气虚下陷证。

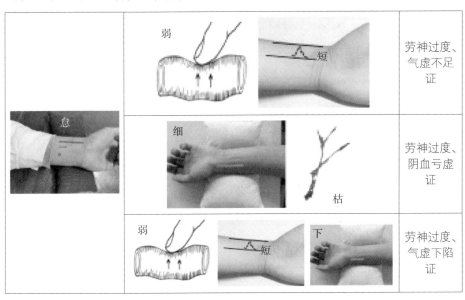

图 3-102　劳神过度脉象要素系统辨证示意图

2. 过度安逸脉象

过度安逸包括体力过逸和脑力过逸。长期安闲少动或者用脑过少等，可使人体脏腑经络及精气血津液神功能失调，导致气机不畅、气滞血瘀、水湿痰饮内生、体质虚弱、神气衰弱等病变。

（1）过度安逸脉象要素

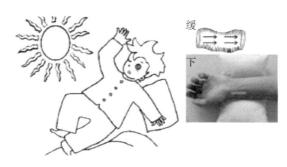

图 3-103　过度安逸脉象要素示意图

怠、缓：思想和躯体的懒惰，导致气机运行怠缓，脉搏的起始段传导速度缓慢，血液的运行速度减慢。

下：过度怠惰，气血上升不利，而趋于身体的下部，导致整体三部脉向近心端移位。（图 3-103）

（2）脉象要素系统辨证

临证诊脉，根据"怠、缓"的脉象特征即可做出过度安逸的病因诊断。在此基础上，如果又表现"下"脉象要素者，则为安逸过度、气血下陷证。（图 3-104）

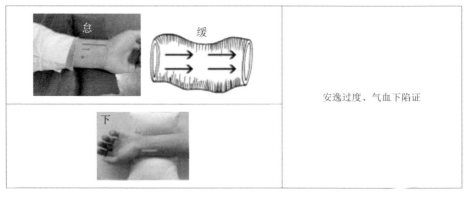

图 3-104　过度安逸脉象要素系统辨证示意图

3. 年老体衰脉象

年老是指机体正常脏腑组织机能的衰退和气血精微的减少。人体在自然生存中容易受到或多或少外来或内在的戕伤，对机体正常的功能都会造成一定的影响。此处所讲的衰老是将这些因素排除之后，以机体的老化衰退为唯一改变的现象。从人类生物学角度来看，衰老是自然生理现象，而不是病理现象。人们的体质一般都存在阴阳的偏颇，年老后会加大这种偏颇，呈现出或阳气亏虚或阴液亏耗两极化的表现。

（1）年老体衰脉象要素（典型的长寿脉象给诊者以如同把玩美玉的细腻、滑润、圆通感）

脉搏对周围组织撼动减少：元气不足，加之皮下组织减少，血管壁对周围组织的振动传导减少。（图 3-105）

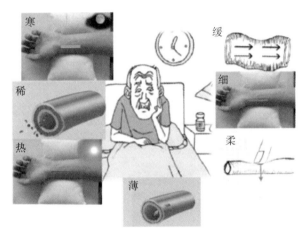

图 3-105　年老体衰脉象要素示意图

缓、怠：机体阳气不足，推动血液运行缓慢，脉搏起始段上升速度怠缓。

弱、细：气血精微亏虚，脉管不充，脉管内压力不大。

柔：长寿老人血管壁没有一般老人的硬化现象。

寒：机体的阳气不足，血液从体内所带出的热量减少。

滑、稀：阴精的精微物质减少，血液质地相对稀薄而滑润。

枯：年老之人，体液减少，津液不足，血液水分成分减少。

热：阴液不足，无力制阳，阳气相对亢盛。

薄：老人胃肠道黏膜及肌层萎缩，则血管壁相对变薄。

（2）脉象要素系统辨证

临证诊脉，根据"脉搏对周围组织撼动减少而弱"的脉象特征即可做出年老体衰的病因诊断。在此基础上，根据兼见的脉象要素的差异可以辨别出不同的证候组群。如果又表现"缓""怠""弱"脉象要素者，则为年老体衰、气虚不足证；如果又表现"滑""稀"脉象要素者，则为年老体衰、精气亏虚证；如果又表现"寒""薄"脉象要素者，则为年老阳虚证；如果又表现"枯""热"脉象要素者，则为年老阴虚、阳气偏亢证。（图3-106）

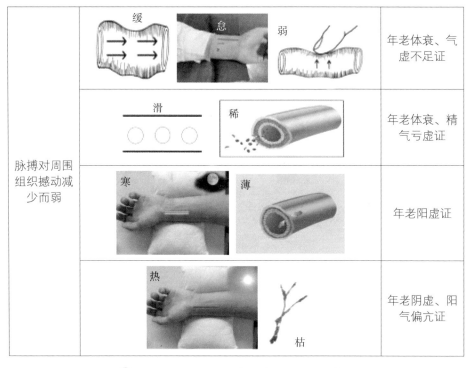

图3-106　年老体衰脉象要素系统辨证示意图

二、病机脉象系统

病机，即疾病发生、发展与变化的机理，是运用中医学理论分析、归纳疾病现象，从而得出对疾病内在本质规律性的认识。病机辨证是通过临床辨识，求得维持疾病演变发展的主要机制，此时致病因素已经不是主要矛盾，患者机体所存在的维持疾病发展的紊乱状态成为主要矛盾。与病因脉象系统不同，病机脉象系统所体现出的是患者功能失调状态的性质，针对发病的指向性脉象特征活跃程度减小，而表征疾病发展机制的脉象特征活跃程度占据主要成分。

（一）阴阳失调脉象系统

1. 阴阳偏胜脉象

（1）阳偏胜脉象

阳偏胜是指机体的阳气病理性亢盛，机能亢奋，反应性增强，热量过剩的病理状态。为感受邪气性质与患者阳热体质属性的综合表现，为阳盛而阴未虚（或虚亏不甚）的实热病证。

临证诊脉，根据"热"的脉象特征即可做出阳偏胜的病机诊断。在此基础上，根据兼见的脉象要素的差异可以辨别出不同的证候组群。如果又表现为"数""驶""疾""强""来驶去怠"等脉象要素者，则为阳热弛张证；如果又表现"动""数""枯"等脉象要素者，则为阳热偏胜、伤阴耗液证；如果又表现"数""粗""滑"等脉象要素者，则为阳热偏胜、灼津成痰证；如果又表现"细""涩"等脉象要素者，则为阳热偏胜、瘀血内生证。（图3-107）

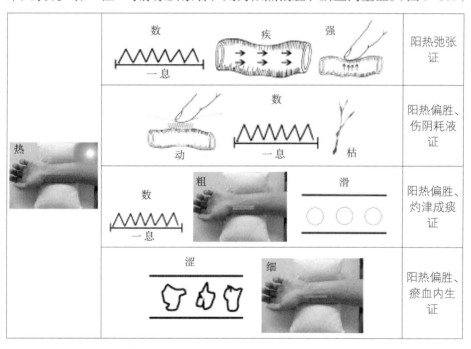

图3-107　阳偏盛脉象要素系统辨证示意图

（2）阴偏胜脉象

阴偏胜指机体所呈现出的阴气病理性偏盛的状态。机体机能受到抑制或减退，热量耗伤过多，是感受邪气的性质和患者寒凉体质属性的综合表现，性质为阴盛而阳未虚（或虚损不甚）的实寒证。

临证诊脉，根据"寒、敛"的脉象特征即可做出阴偏胜的病机诊断。在此基础上，根据兼见的脉象要素的差异可以辨别出不同的证候组群。如果又表现"刚""细""迟""缓""怠"脉象要素者，则为寒邪盘踞、阳气受损证；如果又表现"短""怠""滑"脉象要素者，则为阴气偏胜、痰湿内生证；如果又表现"细""迟""沉"脉象要素者，则为阴气偏胜、阳气被遏证。（图3-108）

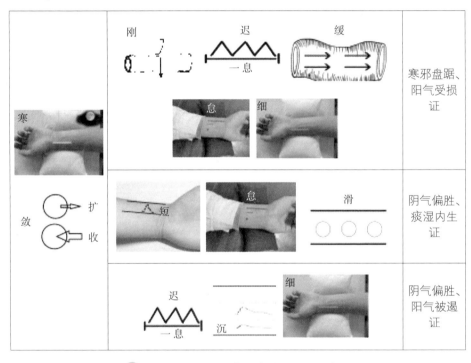

图3-108　阴偏盛脉象要素系统辨证示意图

2. 阴阳偏衰脉象

（1）阳虚脉象

阳虚为机体阳气不足，机能减退或衰弱，代谢活动减退，反应性低下，阳热不足的病理变化。阳虚是单纯的虚寒证，表现以机体寒、虚、功能低下为特点，可出现水湿不化而停聚，严重者出现阳气不敛欲脱的病机演变。

临证诊脉，根据"寒而弱"的脉象特征即可做出阳虚的病机诊断。在此基础上，根据兼见的脉象要素的差异可以辨别出不同的证候组群。如果又表现"散""浮""数"脉象要素者，则为阳虚欲脱证；如果又表现"粗""滑"脉象要素者，则为阳气虚衰、水湿停聚证。（图3-109）

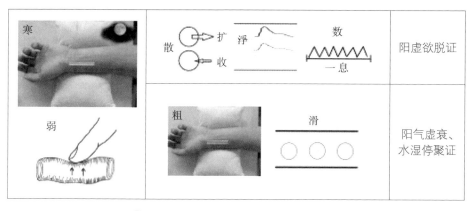

图3-109　阳虚脉象要素系统辨证示意图

（2）阴虚脉象

阴虚为体内的阴分不足，津血亏损，滋润荣养脏腑、筋脉、皮肉等组织不足的病理变化，为机体单纯的虚证，以干、燥、津亏为主要表现。因阴虚不能制阳，可出现阳相对亢盛的机能虚性亢奋的病理演化。

临证诊脉，根据"枯"的脉象特征即可做出阴虚的病机诊断。在此基础上，根据兼见的脉象要素的差异可以辨别出不同的证候组群。如果又表现"涩"脉象要素者，则为阴虚血瘀证；如果又表现"数""热"脉象要素者，则为阴虚内热证；如果又表现"数""浮""长""热"脉象要素者，则为阴虚阳浮证。（图3-110）

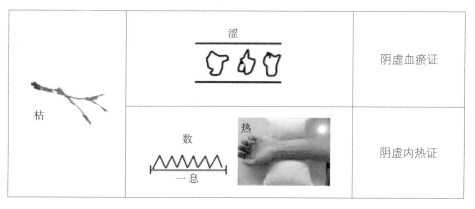

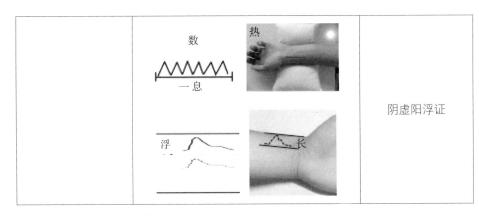

| | | 阴虚阳浮证 |

图 3-110　阴虚脉象要素系统辨证示意图

（3）阴阳互损脉象

阴阳互损是指在阴或阳任何一方虚损的前提下，病变发展影响到相对的另一方，形成阴阳两虚的病机。阴虚基础上继而导致阳虚者，为阴损及阳；阳虚基础上继而导致阴虚者，为阳损及阴。

阴阳互损的脉象系统没有固定的形式，需要动态地观察，或根据医者的临床经验，对患者先前的脉象要素特征加以评估，并与当前的脉象系统特征比较从而做出判断。（表3-1）

表 3-1　阴阳互损脉象要素系统辨证

阴阳互损	基础脉象要素	转归脉象要素
阴损及阳	细、涩、枯、数（阴虚脉象）	寒、怠、粗、柔（阳虚脉象）
阳损及阴	寒、弱、散、缓（阳虚脉象）	细、枯、涩（阴虚脉象）

（4）阴阳两虚脉象

阴阳两虚是阴虚和阳虚并存的病理变化，是指阴阳双方在较低水平下取得的一种平衡状态，其病证表现具有阳气的推动、温煦功能低下和阴气之滋润、濡养功能不足的双重特点。

临证诊脉，根据"细、涩且寒、短、弱"的脉象要素特征即可做出阴阳两虚的病机诊断。（图3-111）

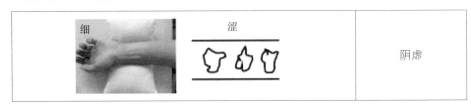

| | | 阴虚 |

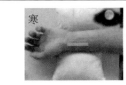 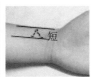 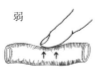

| 寒 | 弱 短 | 弱 | 阳虚 |

图 3-111 阴阳两虚脉象要素系统辨证示意图

3. 阴阳格拒脉象

（1）阴盛格阳脉象

阴盛格阳又称格阳，是指阴寒极盛，独自盘踞壅闭于体内，逼迫阳气浮越于体外，而相互格拒的一种病理状态，称为真寒假热证。

（2）阳盛格阴脉象

阳盛格阴又称格阴，为阳热极盛，遏伏郁闭于体内，将阴气排斥于体外肌肤、四肢的一种病理状态，称为真热假寒证，也称为"热甚厥亦深"。（表3-2）

表 3-2 阴阳格拒脉象要素系统辨证

		整体脉象要素	脉象要素系统辨证
阴盛格阳	假象	浮、粗、长、数、动、疾、高	浮取热，沉取寒
	真象	弱、寒	
阳盛格阴	假象	沉、细、迟、短、涩	浮取寒，沉取热
	真象	热、强	

4. 阴阳亡失脉象

（1）亡阳脉象

亡阳是指体内的阳气突然发生大量脱失，导致全身机能严重衰竭的一种病理状态。临证诊脉，根据患者"浮、散而寒"的脉象要素特征，则可做出亡阳的病机诊断。

（2）亡阴脉象

亡阴是指由于机体阴气突然发生大量消耗或丢失，血容量减少而致全身机能严重衰竭的一种病理状态。临证诊脉，根据患者所体现出的"浮、数而枯、刚"的脉象要素特征，则可做出亡阴的病机诊断。（图3-112）

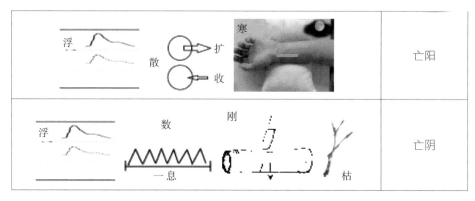

		亡阳
		亡阴

图 3-112　阴阳亡失脉象要素系统辨证示意图

（二）邪正盛衰脉象系统

1. 实证脉象

（1）痰涎壅盛脉象

痰涎壅盛是指体内水液运化失常，导致水液凝结，质地稠厚，停聚于脏腑、经络、组织之间而引起的病理变化。

临证诊脉，根据患者脉象所体现出的特点，"稠、滑"者可做出痰浊内蕴的病机诊断；"稀、滑"者可做出痰涎停聚的病机诊断。在此基础上，根据兼见的脉象要素的差异可以辨别出不同的证候组群。如果又表现单部或微观部位的或"上"、或"下"、或"凸"、或"凹"、或"刚"脉象要素者，则可做出定位诊断；如果又表现血管壁与周围组织界限模糊、血流内无数细丝"粗""强"脉象要素者，则为痰浊壅阻证；如果又表现"沉""短""涩"脉象要素者，则为痰阻气滞证；如果又表现"热"脉象要素者，则为痰郁化热证；如果又表现左尺"枯"脉象要素者，则为痰热伤阴证；如果又表现"寒"脉象要素者，则为痰饮伤阳证。（图 3-113）

（2）水湿泛滥脉象

水湿泛滥是指体内水液输布、排泄失常所引起的水液潴留的病理变化。凡外感六淫、内伤脏腑皆可导致水湿泛滥的发生。水液潴留，阴邪为患，易于阻滞气机，困遏阳气。水湿泛滥有"阳水""阴水"的区别；也包括胸水、腹水以及各脏器、组织的积液。

临证诊脉，根据患者脉象所体现出的"稀、滑和桡动脉之外组织按之如泥浆"的特征，即可做出"水湿泛滥"的病机诊断。在此基础上，根据兼见的脉象要素的差异可以辨别出不同的证候组群。如果又表现单部或微观部位的"凸""刚"脉象要素者，则可以做出定位性诊断；如果又表现"沉""寒"脉象要素者，则为阴水证；如果又表现"浮""热"脉象要素者，则为阳水证。（图 3-114）

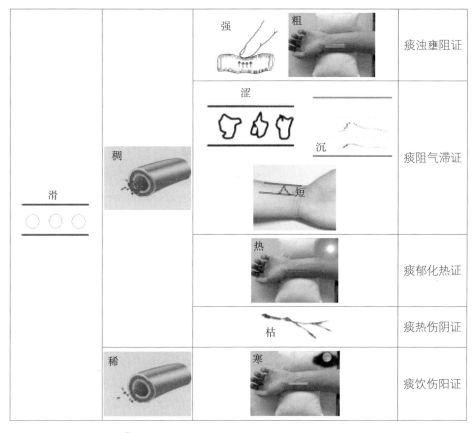

图 3-113　痰涎壅盛脉象要素系统辨证示意图

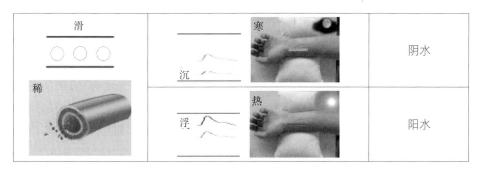

图 3-114　水湿泛滥脉象要素系统辨证示意图

（3）血瘀脉象

血瘀是指由于各种原因导致血液运行迟缓、流而不畅、甚则血行停滞的病理状态。血瘀多见于心血瘀滞、肝血瘀滞以及经络血瘀。血行瘀滞可影响气机，导致气滞不畅；瘀血不去，新血不生，血瘀日久，可导致阴血亏虚，滋润不能。

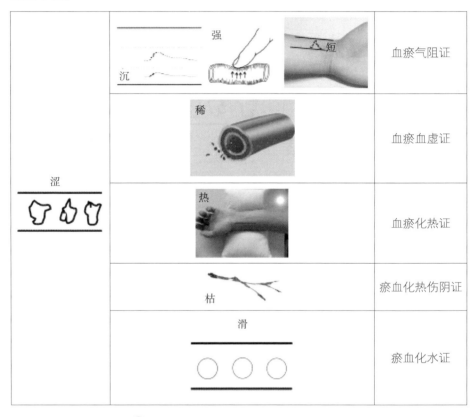

图3–115　血瘀脉象要素系统辨证示意图

临证诊脉，根据患者脉象所体现出的"涩"的特征，即可做出瘀血内阻的病机诊断。在此基础上，根据兼见的脉象要素的差异可以辨别出不同的证候组群。如果又表现某个部位的"凸"或某段桡动脉血管壁的"刚"脉象要素者，则可以根据相对应的脏器组织做出定位性诊断；如果又表现"沉""短""强"脉象要素者，则为血瘀气阻证；如果又表现某个局部呈现出"涩"，而整体出现"稀"脉象要素者，则为血瘀血虚证；如果又表现局部或整体"热"脉象要素者，则为血瘀化热证；如果又表现"枯"脉象要素者，则为瘀血化热伤阴证；如果又表现某个局部"滑"的脉象要素者，则为瘀血

化水证。(图 3-115）

（4）火热充盛脉象

火热充盛是指火热病邪所致的一类病理变化。因火性炎上，其性燔灼急迫，其为病常见火热充斥全身，或者上、中、下三焦的某一局部的显著热象，可迫血妄行而出血，又易伤津耗阴，使筋脉失于濡养而动风。

临证诊脉，根据患者脉象所体现出的"热而强"的特征，即可做出火热充盛的病机诊断。在此基础上，根据兼见的脉象要素的差异可以辨别出不同的证候组群。如果又表现"粗""动""长""进多退少""来驶去息""高""数""疾""驶"等脉象要素者，为火邪充斥证；如果又表现"沉""细""迟"脉象要素者，则为火邪内伏证；如果又表现"滑"脉象要素者，则为火盛生痰证；如果又表现"稠"脉象要素者，则为热盛肉腐证；如果又表现整体或局部"涩"脉象要素者，则为火热血瘀证；如果又表现整体或局部"枯""细"脉象要素者，则为火盛伤阴证；如果又表现"弱"脉象要素者，则为火热伤气证；如果又表现"浮""数""动""滑"脉象要素者，则为火热内蕴、阴液欲脱证；如果又表现局部或微观"凸""刚""滑"脉象要素者，则可以根据具体的部位进行火邪炽盛的定位诊断。(图 3-116）

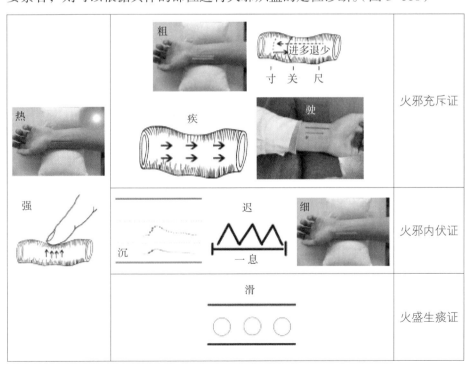

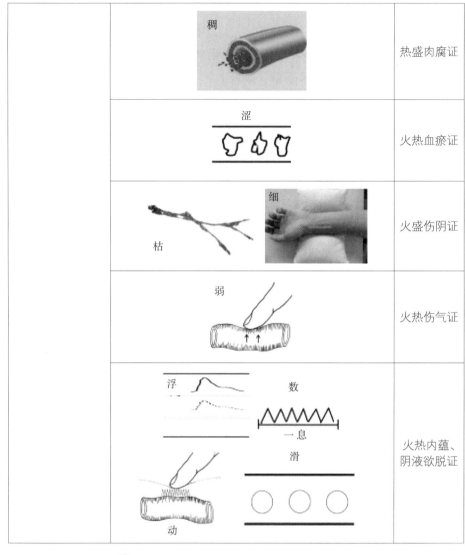

稠		热盛肉腐证
涩		火热血瘀证
枯	细	火盛伤阴证
弱		火热伤气证
浮 数 一息 滑 动		火热内蕴、阴液欲脱证

图 3-116　火热充盛脉象要素系统辨证示意图

（5）精瘀脉象

精瘀，指男子精滞精道，排精障碍而言。阴精瘀滞可阻滞经脉，影响气血运行；瘀滞日久，可化热化火，由此产生一系列的临床病证。

临证诊脉，根据脉象特征"尺脉强"即可做出精瘀证的诊断。在此基础上，根据兼见的脉象要素的差异可以辨别出不同的证候组群。如果又表现"下"脉象要素者，则为精瘀气陷证；如果又表现尺部"动""热"脉象要素者，则为精瘀并相火妄动证；如果又表现尺部"热"脉象要素者，则为精瘀

化热证。（图 3-117）

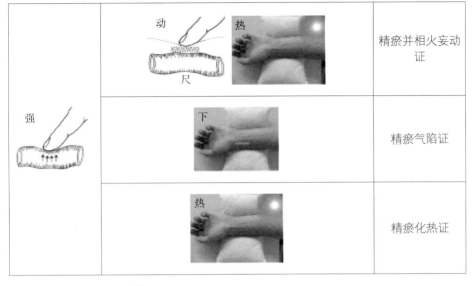

图 3-117　精瘀脉象要素系统辨证示意图

2. 虚证脉象

（1）气虚脉象

气虚指一身之气不足及其功能低下的病理状态。在中医学脏腑辨证理论体系中，气虚主要表现为心、肺、脾、肾四脏的脏气亏虚。心气虚，是指心气诸功能减退的病机变化；肺气虚，是指肺气不足和卫表不固所表现的病机变化；脾气虚，是指脾气不足，运化失健所表现的病机变化；肾气亏虚，主要是指肾气亏虚，固摄无权所表现的病机变化。气虚则人体气机生化不荣，鼓动血液运行无力，导致气滞血瘀；气虚运化水液不利，则湿聚水停痰凝而变生多种疾患。

临证诊脉，根据脉象特征"弱而散"即可做出气虚证的诊断。在此基础上，根据兼见的脉象要素的差异可以辨别出不同的证候组群。如果又表现"浮""粗"脉象要素者，则为气虚不敛、欲将外脱证；如果又表现"细""迟""怠""进少退多""来怠去驶"脉象要素者，则为气虚推动无力证；如果又表现"沉"脉象要素者，则为气虚无力外出证；如果又表现"涩"脉象要素者，则为气虚血瘀证；如果又表现"稀""滑"脉象要素者，则为气虚生痰（饮）证；如果又表现局部"薄""柔"脉象要素者，则可以做出具体脏腑不足的定位。

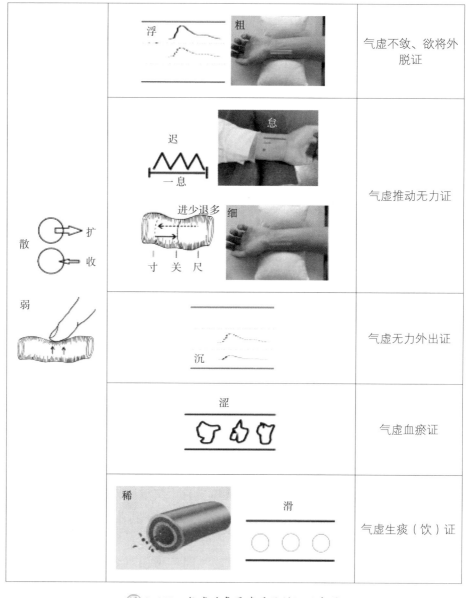

浮　粗		气虚不敛、欲将外脱证
迟　息　进少退多　细　一息　寸关尺		气虚推动无力证
散　扩　收　弱　沉		气虚无力外出证
涩		气虚血瘀证
稀　滑		气虚生痰（饮）证

图3-118　气虚脉象要素系统辨证示意图

（2）津（液）亏脉象

津液不足是指由于津液亏少，失去其濡润滋养作用所出现的以燥化为特征的病机变化。在中医学脏腑辨证理论体系中，津液亏损主要见于肺津亏损、胃液不足以及肠道、膀胱的津液亏损。津液不足，不能滋润脏腑、组织、形体、官窍，可出现相关部位干燥症状；津液性质属阴，阴虚则阳亢，阴津不足则易化热为病；津液不足，脉道失于充盈；津液亏损，阴血不能荣养，血液运行不畅，血滞为瘀。

　　临证诊脉，根据"枯而细"的脉象特征即可做出津（液）亏的病机诊断。在此基础上，根据兼见的脉象要素的差异可以辨别出不同的证候组群。如果又表现"涩"脉象要素者，则为津亏血瘀证；如果又表现"热"脉象要素者，则为津亏内热证；如果又表现"弱""散""数"脉象要素者，则为津液外泄、气随津脱证；如果"枯""细"局部脉象要素突出者，则可做出津亏具体脏腑的定位诊断。（图3-119）

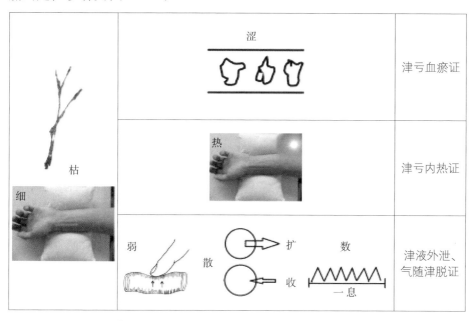

图 3-119　津（液）亏脉象要素系统辨证示意图

（3）血虚脉象

　　血虚是指血液量的不足或濡养功能减退的一种病理状态。细分来说，血虚分为两种，一种是急性的大量失血，另一种是慢性阴血损耗以及由此产生的其滋润濡养功能的减退。在后一种状态下，主要见于心血和肝血的亏损。"血为气之母"，血虚不能生气，可兼见气虚征象；"阳在外，阴之守也"，血能载气，阴血不足，不能涵养阳气，可见阳气浮越在外之征。

　　临证诊脉，根据患者"稀而细"的脉象特征即可诊断为血虚证。在此基础上，根据兼见的脉象要素的差异可以辨别出不同的证候组群。如果又表现"浮"脉象要素者，则为血虚阳浮证；如果又表现"涩""沉"脉象要素者，则为血虚血瘀证；如果又表现"浮""刚""弱"脉象要素者，则为急性失血状态；如果又表现"沉""弱"脉象要素者，则为慢性贫血状态。（图 3-120）

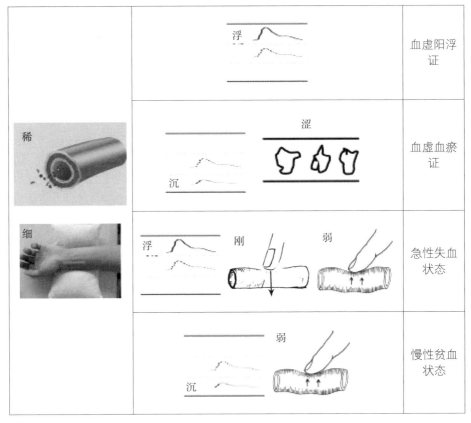

图 3-120　血虚脉象要素系统辨证示意图

（4）精亏脉象

精亏主要是指肾精（主要为先天之精）不足及其功能低下所产生的病理变化。精血同源，精亏则血亦不充；精能生气，气属阳，精亏则阳气亦不能充身熏肤泽毛，发挥其正常的生理作用。

临证诊脉，临床根据脉象"稀而弱"的特征即可诊断为精亏证。在此基础上，根据兼见的脉象要素的差异可以辨别出不同的证候组群。如果又表现"细""枯"脉象要素者，则为精亏阴伤证；如果又表现"薄""寒"脉象要素者，则为精亏阳伤证；如果又表现"浮"脉象要素者，则为精气亏虚、无力摄阳证；如果又表现尺部桡侧缘"刚"脉象要素者，则为肾精不足、腰部失养证。（图 3-121）

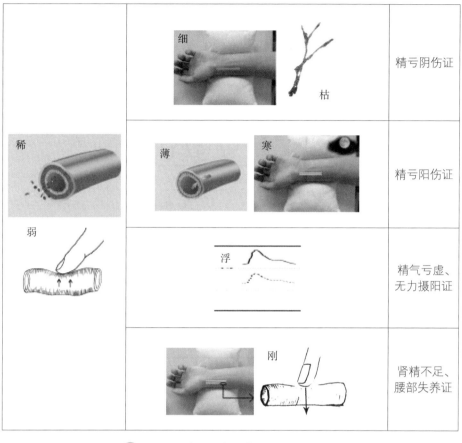

	细 枯	精亏阴伤证
稀 弱	薄　　寒	精亏阳伤证
	浮	精气亏虚、无力摄阳证
	刚	肾精不足、腰部失养证

图 3-121　精亏脉象要素系统辨证示意图

（三）气机失调脉象系统

1. 气滞脉象

气滞是指气流通不畅，郁滞不通的病理状态，可发生于机体某个特定部位，也可发生于机体整体。

临证诊脉，根据脉象"沉、动、涩"的特征，即可做出气滞证的病机诊断。在此基础上，根据兼见的脉象要素的差异可以辨别出不同的证候组群。根据这些特征所突出出现的脉位，即可进行气滞部位的定位诊断；如果又表现"热"脉象要素者，则为气郁化火证；如果又表现"稠"或"滑"脉象要素者，则为气滞痰郁证或气滞水停证；如果"涩"脉象要素特别突出者，则为气滞血瘀证。（图 3-122）

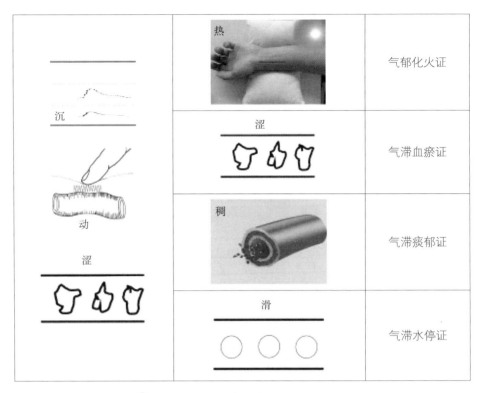

沉	热	气郁化火证
动	涩	气滞血瘀证
涩	稠	气滞痰郁证
	滑	气滞水停证

图 3-122　气滞脉象要素系统辨证示意图

2. 气逆脉象

气逆是指气机当降不降，反而气上冲逆或横逆的病理状态。气逆一般是在气滞基础上进一步发展而成，但有时为阳气不足，摄纳无力导致气机上逆。气机上逆过程中，可以裹挟血液或痰浊一起逆窜于上，从而导致身体上部血郁和下部血虚的改变。气逆主要发生的脏腑是肺、胃和肝。

临证诊脉，根据脉象"上而粗"的脉象特征，即可诊断为气逆证。在此基础上，根据兼见的脉象要素的差异可以辨别出不同的证候组群。根据寸部"粗""热""强""动"与尺部相对应的"细""寒""弱""涩"脉象要素之间的联系，则可以进行气逆证程度的判断；根据寸部"热""强"脉象要素所表现出的程度，则可以进行气逆证虚实性质的判断；根据脉象显现出的"粗"的脉位，则可以做出定位性诊断，如肝气冲逆可见左寸"粗"，肺气逆可见右寸"粗"，肝气犯胃可见右关脉"粗"；如果在脉象"粗"的部位同时又表现"滑"脉象要素者，则为气逆挟痰证；如果在脉象"粗"的部位同时又表现"热"脉象要素者，则为气逆挟热上攻证。（图 3-123）

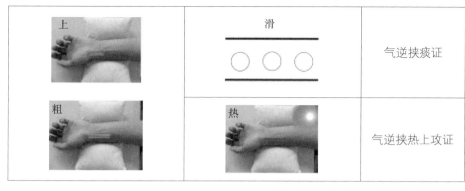

| | 滑 | 气逆挟痰证 |
| 粗 | 热 | 气逆挟热上攻证 |

图 3-123　气逆脉象要素系统辨证示意图

3. 气陷脉象

气陷有气虚不升的虚证也有气机停滞的实证。气陷是指气虚无力升举，清阳之气下陷；或由于性情怠惰，气机不能振奋上行，从而沉积于下；或由于思慕异性，房劳过度导致气机运行陷于下的病理状态。气机下陷常导致气血挟湿浊或湿热下溜和机体上部的气血不足。

临证诊脉，根据脉象"下而粗"的特征，即可诊断为气陷证。在此基础上，根据兼见的脉象要素的差异可以辨别出不同的证候组群。根据尺部"粗""热""强""动"脉象要素与寸部相对应的"细""寒""弱"脉象要素之间的联系，则可以进行气陷证程度的判断；根据尺部"热""强"脉象要素的度，则可以进行气陷证虚实性质的判断；如果尺部"热""强"脉象要素突出者，则为思慕气陷或性情怠惰、气机不升证；如果"热""强"脉象要素不突出者，则为气虚气陷证；如果寸部"寒""弱""细"和整体脉"进少退多"脉象要素突出者，则为气血下沉、上焦气血亏虚证；如果尺部"热"而"滑"脉象要素突出者，则为机体下部气血郁滞化热证。（图 3-124）

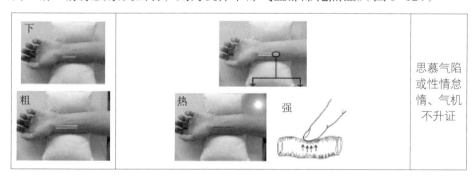

| 下 | 热 | 强 | 思慕气陷或性情怠惰、气机不升证 |
| 粗 | | | |

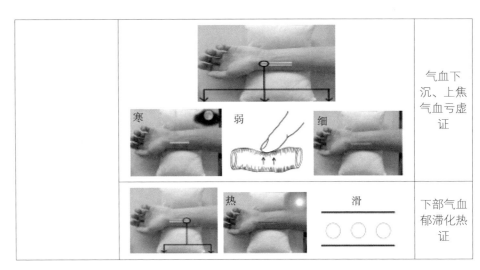

	气血下沉、上焦气血亏虚证
寒 弱 细	
热 滑	下部气血郁滞化热证

3-124　气陷脉象要素系统辨证示意图

4. 气闭脉象

气闭是指气的外出与纳入受阻，闭塞不畅的状态。气闭则升降出入障碍，神机不能随气达于外而内闭；或气机痹阻产生痰浊、瘀血。

临证诊脉，根据脉象"沉而强"的特征，则可诊断为气闭证。结合脉象中出现的病因特征，判断气闭证出现的原因。（图 3-125）

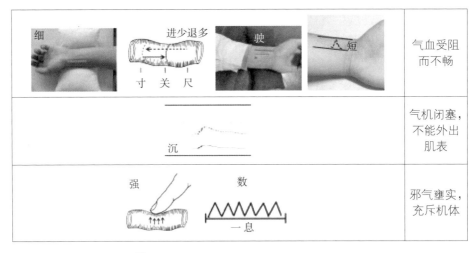

细 进少退多	驶 短			气血受阻而不畅
寸 关 尺				
沉				气机闭塞，不能外出肌表
强 数				邪气壅实，充斥机体
一息				

图 3-125　气闭脉象要素系统辨证示意图

5. 气脱脉象

气脱是指由于邪气猛烈，正气暴伤，或长期耗损，正气衰竭，或大汗、

134

大吐、大出血致气随液脱、气随血脱等，导致正气不能内守而外逸脱失的危重病理变化。常常表现为几个脏腑迅速、相继出现气机衰竭的情况，并伴有神志的改变。

临证诊脉，根据脉象"弱而散"的特征，结合"结""代"及"浮""沉""迟""数"之间的变幻无常，即可诊断为气脱证。根据以上脉象要素的不同系统联系，判断出气脱的程度。（图 3-126）

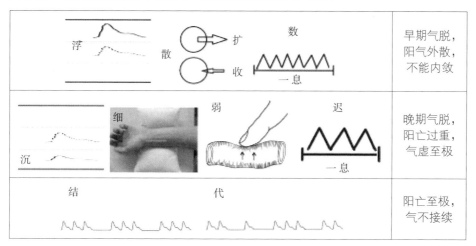

图 3-126　气脱脉象要素系统辨证示意图

三、体质与个性脉象系统

体质是机体脏腑、组织、气血、阴阳等的盈亏偏颇和运动态势趋向的素质特征。"治病之要，首当察人体质之阴阳强弱"（《医门棒喝》）。

（一）体质脉象系统

1. 木形人体质脉象

木形人体质特点为：皮肤苍色，头小，面长，两肩广阔，背部挺直，身体小弱，手足灵活。有才能，好劳心，体力不强，多忧虑，做事勤劳。（图 3-127）

（1）脉象要素分析

木形人脉象要素分析如图 3-128。

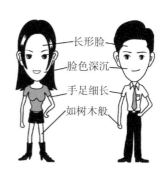

图 3-127　木形人体质特点

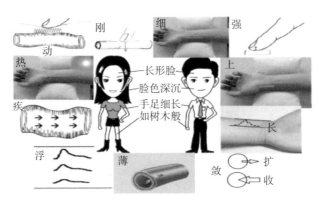

图 3-128　木形人脉象要素分析

（2）脉象要素系统辨证

临证诊脉，根据"直强而热"的基本特征就可以做出"木形人"的体质判断，在此基础上，根据兼见脉象的不同可以区分不同的体质亚群。如果又表现"长""动""进多退少""来驶去怠"脉象要素者，则为木形人中体质偏于"火旺"者；如果又表现"上""疾""驶"脉象要素者，则为木形人中体质偏于"气盛"者；如果又表现"浮""刚""细"脉象要素者，则为木形人中体质偏于"血虚"者；如果又表现"枯""细"脉象要素者，则为木形人中体质偏于"阴亏"者；如果又表现"薄"脉象要素者，则为木形人中体质偏于"脾虚"者；如果又表现"敛""动""内曲"脉象要素者，则为木形人中的"善思劳心"之人。（图 3-129）

脉象基本特征	兼见脉象	体质亚群
曲直　　直 强 热	长 动 进多退少 寸　关　尺 来驶去怠	偏"火旺"

136

脉象基本特征	兼见脉象	体质亚群
	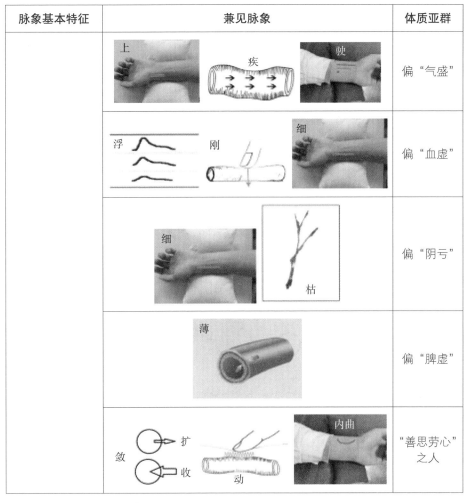 上　疾　驶	偏"气盛"
	浮　刚　细	偏"血虚"
	细　枯	偏"阴亏"
	薄	偏"脾虚"
	敛　扩　收　动　内曲	"善思劳心"之人

图 3-129　木形人脉象要素系统辨证分析

2. 火形人体质脉象

火形人体质特点为：皮肤赤色，脊背肌肉宽厚，脸形瘦尖，头小，肩背髀腹匀称，手足小，步履稳重，对事物的理解敏捷，走路时肩背摇动，背部肌肉丰满。其性格多气、轻财、缺乏信心，多虑，认识事物清楚，爱好漂亮，性情急。（图 3-130）

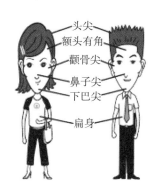

头尖
额头有角
颧骨尖
鼻子尖
下巴尖
扁身

图 3-130　火型人体质特点

（1）脉象要素分析

火形人脉象要素分析如图3-131。

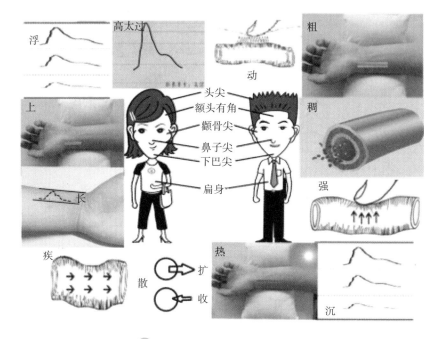

图3-131　火形人脉象要素分析

（2）脉象要素系统辨证

临证诊脉，根据脉象"热而强"的特征，即可做出"火形人"体质判断。在此基础上，根据兼见的脉象要素的差异可以辨别出不同的体质亚群。如果又表现"上""数""疾""动""粗"脉象要素者，则为火形人体质中"热盛"者；如果又表现"沉"脉象要素者，则为火形人体质中"郁热蕴里"者；如果又表现"进多退少""长""来驶去怠"脉象要素者，则为火形人体质中"阳热亢盛"者；如果又表现"稠""滑"脉象要素者，则为火形人体质中"热蕴生痰"者；如果"稠"脉象要素突出，而"滑"脉象要素不突出，或左尺脉"枯"脉象要素突出者，则为火形人中体质偏于"阴虚"者；如果又表现"动""浮""高""散"脉象要素者，则为火形人中性情粗狂、谨慎不足之人。（图3-132）

基本脉象要素	兼见脉象要素	体质亚群
热 强	上 数 一息 疾 粗 动	"热盛"者
	沉	"郁热蕴里"者
	寸 关 尺 长 进多退少 来驶去怠	"阳热亢盛"者
	稠 滑	"热蕴生痰"者
	"稠"脉象要素突出，而"滑"脉象要素不突出，或左尺脉"枯"脉象要素突出 稠 滑	偏于"阴虚"者

基本脉象要素	兼见脉象要素	体质亚群
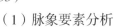动 高太过	浮 散 扩 收	性情粗狂、谨慎不足之人

图 3-132　火形人脉象要素系统辨证分析

3. 土形人体质脉象

土形人体质特点为：皮肤黄色，面圆，头大，肩背丰厚，腹大，大腿到足胫部都生得壮实，手足不大，肌肉丰满，全身上下都很匀称，步履稳重，举足轻。他们内心安定，助人为乐，不喜依附权势，而爱结交人。（图 3-133）

（1）脉象要素分析

土形人脉象要素分析如图 3-134。

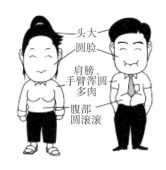

图 3-133　土形人体质特点

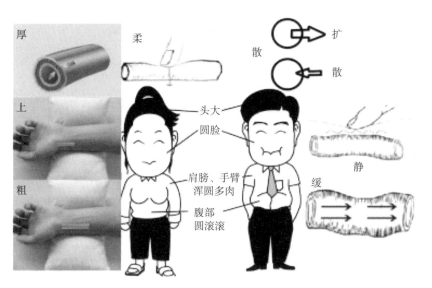

图 3-134　土形人脉象要素分析

（2）脉象要素系统辨证

临证诊脉，根据脉象"厚而柔"的特征，即可做出"土形人"体质判断。在此基础上，根据兼见的脉象要素的差异可以辨别出不同的体质亚群。如果又表现"血管壁与周围组织关系密切"脉象要素者，则为土形人中体质偏于"气旺"者；如果又表现"荣""来怠去怠"脉象要素者，则为土形人中体质偏于"血旺"者；如果又表现"滑"脉象要素者，则为土形人中体质偏于"湿盛"者；如果又表现"缓""进少退多"脉象要素者，则为土形人中体质偏于"气惰"者；如果又表现"散""静""粗""长"脉象要素者，则为心底宽厚，人际关系和谐，思想明晰之人。（图 3-135）

脉象基本特征	兼见脉象要素	体质亚群
厚 柔 	血管壁与周围组织关系密切	偏于"气旺"者
	荣、来怠去怠	偏于"血旺"者
	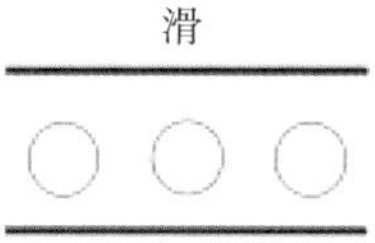 滑 	偏于"湿盛"者
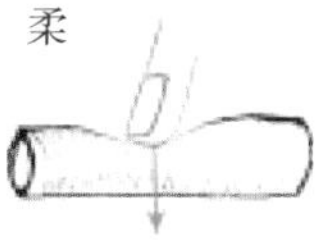 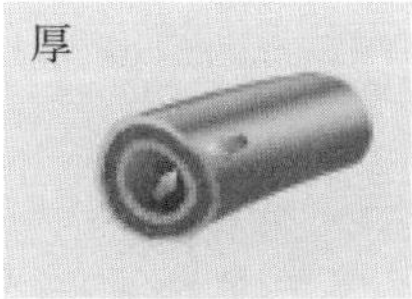	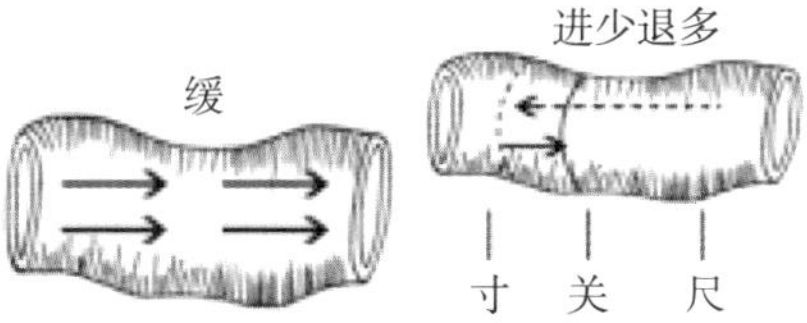 缓、进少退多 	偏于"气惰"者
	散、静、粗、长 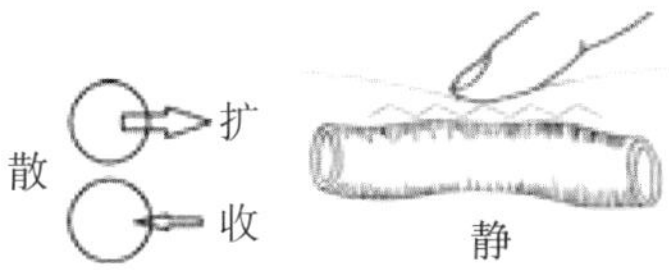 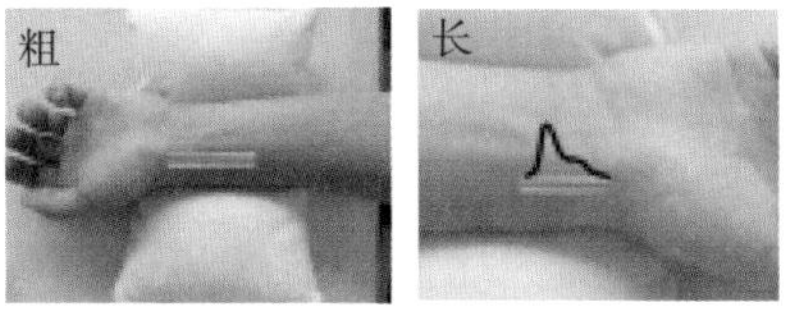 	心底宽厚，人际关系和谐，思想明晰之人

图 3-135　土形人脉象要素系统辨证分析

4. 金形人体质脉象

金形体质的人，面方正，皮肤白色，头小，肩背小，腹小，手足小，足跟坚厚而大，好像有小骨生在足跟外面一样，骨轻。为人清白廉洁，性情急躁刚强，办事严肃果断利索。（图3-136）

（1）脉象要素分析

金形人脉象要素分析如图3-137。

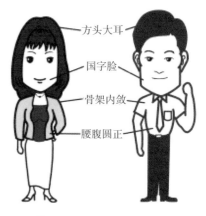

图3-136　金形人体质特点

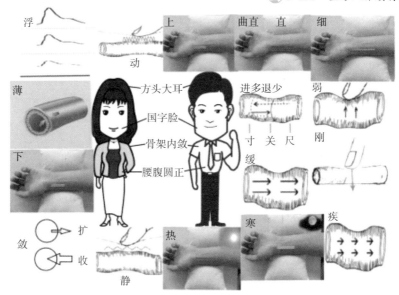

图3-137　金形人脉象要素分析

（2）脉象要素系统分析

临证诊脉，根据脉象"薄、敛、细、弱"的特征，即可做出"金形人"体质的判断。在此基础上，根据兼见的脉象要素的差异可以辨别出不同的体质亚群。如果又表现"热""数""疾"脉象要素者，则为金形人中体质偏于"阴虚"者；如果又表现"寒""迟""缓"脉象要素者，则为金形人中体质偏于"阳虚"者；如果又表现"浮""上""进多退少""来驶去怠"脉象要素者，则为思维活跃，心理敏感之人；如果又表现"下""静"脉象要素者，则为性情温和，思想宁谧之人；如果又表现"直""刚"脉象要素者，则为

做事认真负责，谨慎思虑之人。（图 3-138）

脉象基本特征	兼见脉象要素	体质亚群
薄 细	热 数 一息 疾	偏于"阴虚"者
	寒 迟 一息 缓	偏于"阳虚"者
	浮 上 进多退少 寸 关 尺 来驶去怠	思维活跃、心理敏感之人
	下 静	性情温和、思想宁谧之人

脉象基本特征	兼见脉象要素		体质亚群
	曲直　直　　刚		做事认真负责、谨慎思虑之人

图3-138　金形人脉象要素系统辨证分析

5. 水形人体质脉象

水形体质人的特征为：皮肤黑色，面部不光整，头大，颊腮清瘦，两肩狭小，腹大，手足好动，行路时身摇，尻骨和脊背很长。他们的禀性无所畏惧。（图3-139）

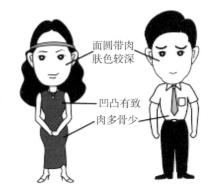

图3-139　水形人体质特点

（1）脉象要素分析

水形人脉象要素分析如图3-140。

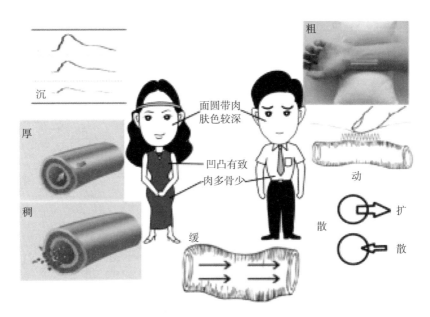

图3-140　水形人脉象要素分析

（2）脉象要素系统辨证

临证诊脉，根据脉象"厚粗而稠"的特征，即可判断为水形之人。在此基础上，根据兼见的脉象要素的差异可以辨别出不同的体质亚群。如果又表现"来怠去怠""缓"脉象要素者，则为水形人中体质偏于"气虚"之人；如果又表现血管壁与周围组织界限"模糊"脉象者，则为水形人中体质偏于"痰湿"之人。（图 3-141）

脉象基本特征	兼见脉象要素	体质亚群
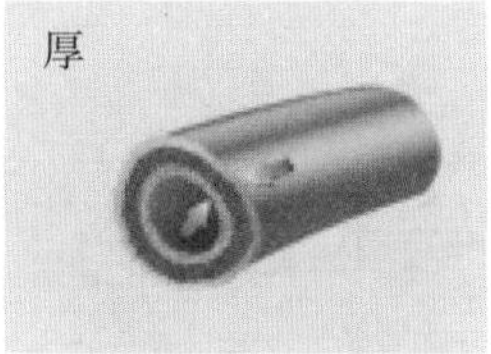 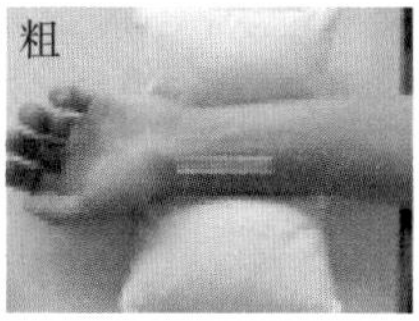 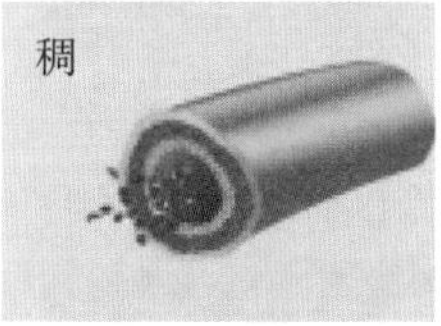 厚	来怠去怠 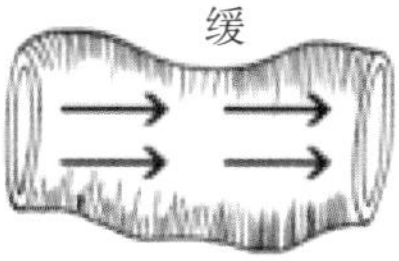 缓	偏于"气虚"之人
粗		
稠	血管壁与周围组织界限"模糊"	偏于"痰湿"之人

图 3-141 水形人脉象要素系统辨证分析

除去《内经》中的体质分类外，人类根据年龄、性别和职业的不同，又有不同的体质特点，脉象也显现出这些征象。婴幼儿童代谢旺盛，且体内水分含量较高，脉象多滑数；老人阴阳气血偏衰，脉象则虚弱而涩滞；青壮年之人，气血旺盛，并强力劳作，脉搏搏动强大有力。男性为阳，寸强尺弱；女性为阴，尺强寸弱。身体高大之人则脉长，身材短小之人则脉短；肥胖之人皮下脂肪较厚，脉位较沉；瘦薄之人，皮下脂肪较少，脉位显得肤浅。以上也是临证时需要参考的。

在常见的体质脉象外，临床还可以见到古人称之为"六阴脉""六阳脉"，为脉形特别纤小或洪大，此为先天禀赋使然，不是病态脉象，如何运用"六阴脉""六阳脉"诊断疾病，另当别论。

（二）个性脉象系统

1. 太阳之人个性脉象

太阳之人的个性特点是：事事善于表现自己，习惯说虚妄大话，能力不大却言过其实，好高骛远，行为作风草率，不顾是非，意气用事，过于自信，事败而不知改悔。

（1）脉象要素分析

太阳之人脉象要素分析如图 3-142。

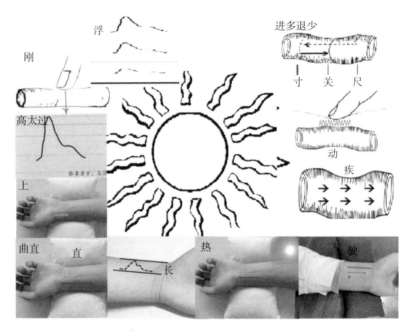

图 3-142　太阳之人脉象要素分析

（2）脉象要素系统辨证

临证诊脉，根据脉象"浮、动而上"的特征，即可做出"太阳之人"个性判断。在此基础上，根据兼见的脉象要素的差异可以辨别出不同的个性亚群。如果又表现"进多退少""长""直""刚""寸粗尺细""寸强尺弱"脉象要素者，则为太阳之人个性偏于"心神亢越"者；如果又表现"高""疾""驶""来驶去怠"脉象要素者，则为太阳之人个性偏于"神魂不安"者；如果又表现"数"脉象要素者，则为太阳之人个性偏于"志意不定"者。（图 3-143）

脉象基本特点	兼见脉象要素	个性亚群
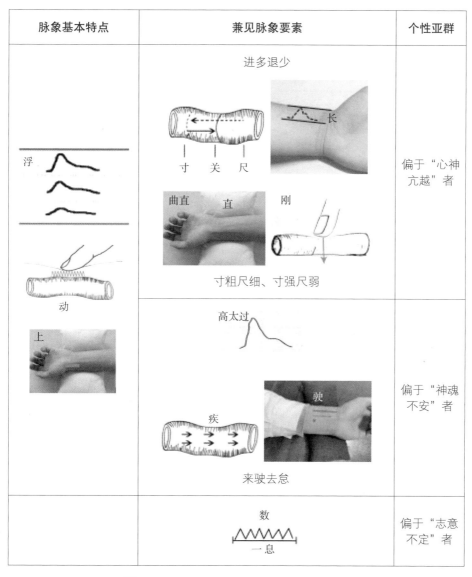	进多退少 寸　关　尺　　　长 曲直　直　刚 寸粗尺细、寸强尺弱	偏于"心神亢越"者
	高太过 疾　　驶 来驶去怠	偏于"神魂不安"者
	数 一息	偏于"志意不定"者

图3-143　太阳之人脉象要素系统辨证分析

2. 少阳之人个性脉象系统

少阳之人个性特点为：工作生活谨慎，自尊心较强，爱慕虚荣，稍有地位则自夸自大，好交际而难于埋头工作。

（1）脉象要素分析

少阳之人脉象要素分析如图3-144。

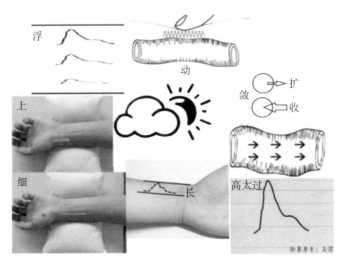

图 3-144　少阳之人脉象要素分析

（2）脉象要素系统辨证

临证诊脉，根据脉象"上、细、长"的特征，即可做出"少阳之人"的个性判断。在此基础上，根据兼见的脉象要素的差异可以辨别出不同的个性亚群。如果又表现"浮""疾"脉象要素者，则为少阳之人中个性"神思过用"者；如果又表现"动""高"脉象要素者，则为少阳之人中个性"魂用过激"者；如果又表现"动""敛""驶"脉象要素者，则为少阳之人中个性"魂强魄弱"者。（图 3-145）

脉象基本特点	兼见脉象要素	个性亚群
上　细　长	浮　　疾	偏"神思过用"者

脉象基本特点	兼见脉象要素	个性亚群
	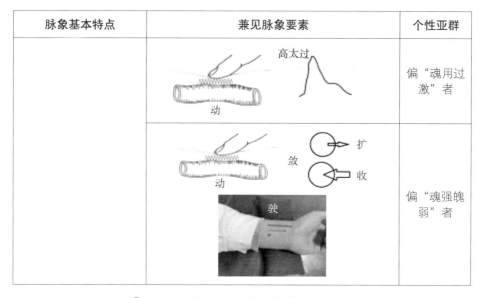 高太过 动	偏"魂用过激"者
	敛 扩 收 动 驶	偏"魂强魄弱"者

图3-145 少阳之人脉象要素系统辨证分析

3. 太阴之人个性脉象系统

太阴之人个性特点为：贪婪而不仁慈，表面谦虚，内心阴险，好得恶失，喜怒不形于色，不识时务，只知利己，惯于后发制人。

（1）脉象要素分析

太阴之人脉象要素分析如图3-146。

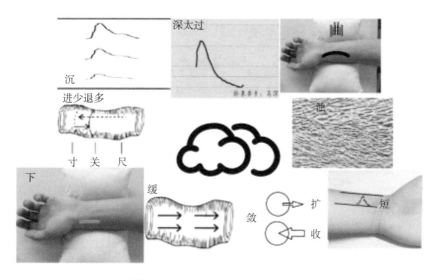

图3-146 太阴之人脉象要素分析

（2）脉象要素系统辨证

临证诊脉，根据脉象"沉下而缓"的特征，即可做出"太阴之人"的个性判断。在此基础上，根据兼见的脉象要素的差异可以辨别出不同的个性亚群。如果又表现"深""敛"脉象要素者，则为太阴之人中个性"贪得无厌"者；如果又表现"进少退多""短"脉象要素者，则为太阴之人中个性"城府深藏"者；如果又表现"内曲""浊"脉象要素者，则为太阴之人中"思虑过度"者。（图 3-147）

脉象基本特点	兼见脉象要素	个性亚群
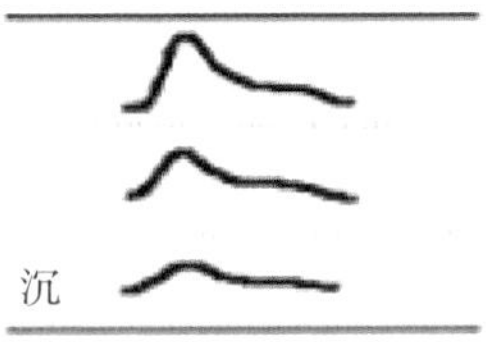 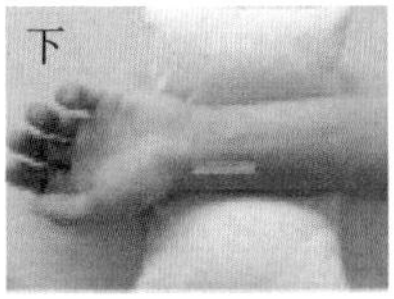 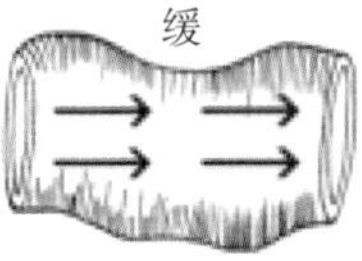 沉 下 缓	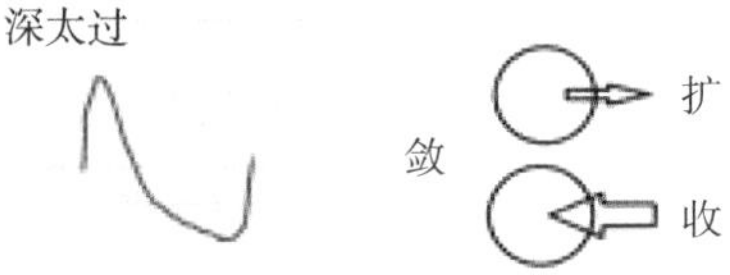 深太过 敛 扩 收	偏"贪得无厌"者
	进少退多 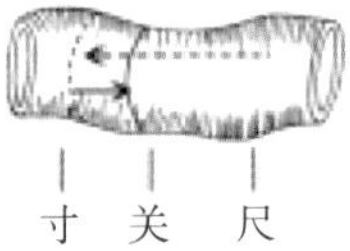 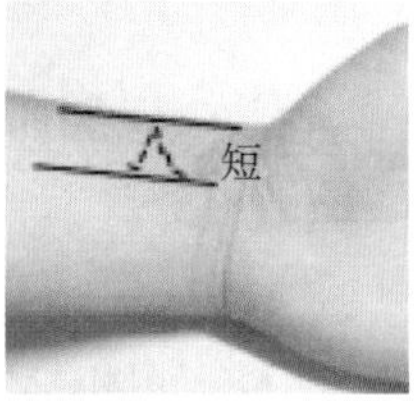 短 寸 关 尺	偏"城府深藏"者
	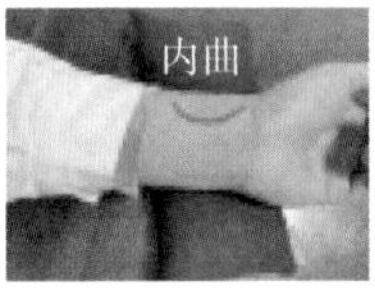 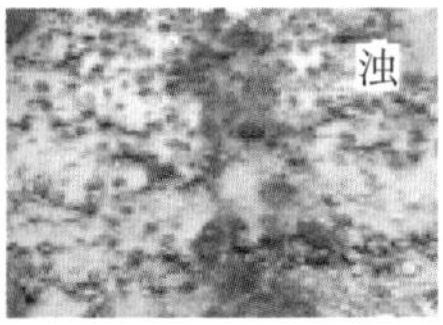 内曲 浊	偏"思虑过度"者

图 3-147　太阴之人脉象要素系统辨证分析

4. 少阴之人个性脉象

少阴之人个性特点为：贪图小利，暗藏贼心，时欲伤害他人，见人有损失则幸灾乐祸，气愤嫉妒他人所获得的荣誉，缺乏仁爱感情。

（1）脉象要素分析

少阴之人脉象要素分析如图 3-148。

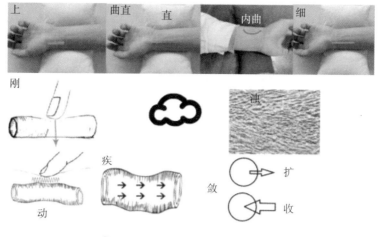

图 3-148　少阴之人脉象要素分析

（2）脉象要素系统辨证

临证诊脉，根据脉象"直细而刚"的特征，即可做出"少阴之人"的个性判断。在此基础上，根据兼见的脉象要素的差异可以辨别出不同的个性亚群。如果又表现"血管壁与周围组织界限清晰"脉象者，则为少阴之人偏于"自我为中心"者；如果又表现"内曲""敛"脉象要素，则为少阴之人"贪心重"者；若又表现"浊""敛"脉象要素，则为"嫉妒心强"者；如果又表现"上""动""来驶去驶""寸强尺弱""疾"脉象要素者，则为"争强好胜"者。（图 3-149）

脉象基本特点	兼见脉象要素	个性亚群
曲直　直　细　刚	血管壁与周围组织界限清晰	偏于"自我为中心"者
	内曲　敛　扩　收	偏"贪心重"者
	浊　敛　扩　收	偏"嫉妒心强"者

151

脉象基本特点	兼见脉象要素	个性亚群
	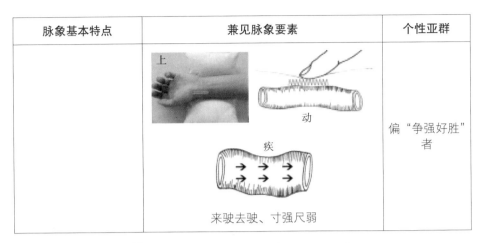上 动 疾 来驶去驶、寸强尺弱	偏"争强好胜"者

图3-149　少阴之人脉象要素系统辨证分析

5. 阴阳平和之人个性脉象

阴阳和平之人个性特点为：能安静自处，不务名利，心安无惧，寡欲无喜，顺应事物，适应变化，位高而谦恭，以理服人而不以权势压人。行为从容稳重，举止大方，为人和顺，适应变化，态度严肃，品行端正，胸怀坦荡，乐天达观，处事理智，为众人所尊敬。

（1）脉象要素分析

阴阳平和之人脉象要素分析如图3-150。

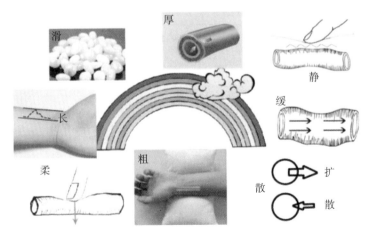

图3-150　阴阳平和之人脉象要素分析

（2）脉象要素系统辨证

临证诊脉，根据脉象"厚而柔缓"的特征，即可做出"阴阳和平之人"

的个性判断。在此基础上，根据兼见的脉象要素的差异可以辨别出不同的个性亚群。如果又表现"长""静"脉象要素者，则为阴阳平和之人中的"闲逸之士"；如果又表现"粗""散"脉象要素者，则为"心胸宽广"之人；如果又表现"散""来怠去怠"脉象要素者，则为"心理懒散"之人。（图3-151）

脉象基本特点	兼见脉象要素	个性亚群
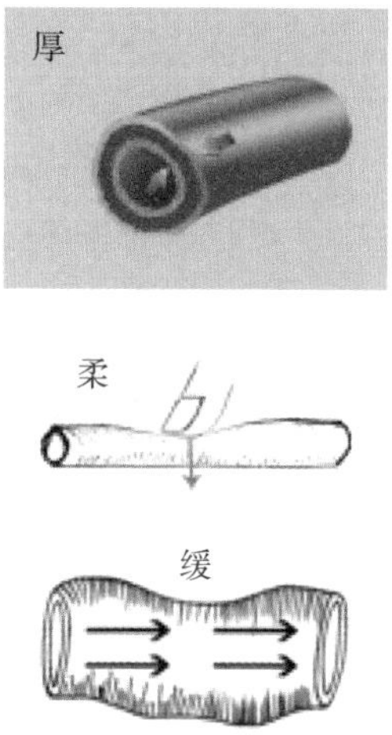 厚 柔 缓	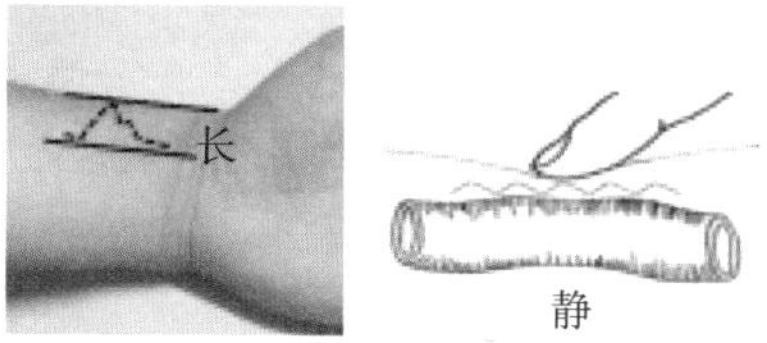 长 静	"闲逸之士"
	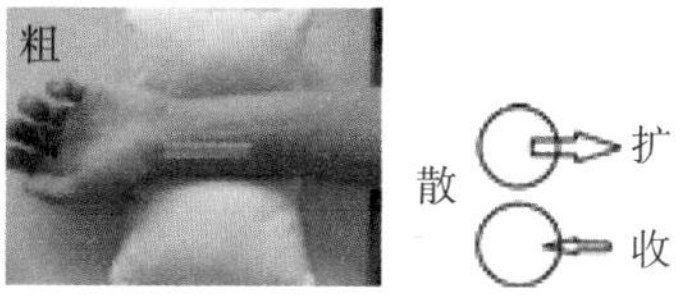 粗 散 扩 收	"心胸宽广"之人
	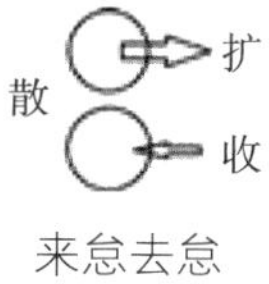 散 扩 收 来怠去怠	"心理懒散"之人

图3-151　阴阳平和之人脉象要素系统辨证分析

第四章

熟读王叔和，不如临证多

——脉诊实践

第一节 脉象要素临证分析原则

　　脉象是人体生理和病理状态所表现出的"外候"，如何搜集和识别这些外候是"诊法"的范畴，古人称之为"识脉"；而对所搜集到的脉象特征依据中医方法论进行分析，并最终形成能够指导辨证论治的结论，这种辨证思维过程，古代称之为"审脉"。如何辨析脉象要素特征和对获取的脉象要素进行辨证分析都必须遵循一定的原则。

一、脉贵中和

　　"中和"是指人类机体的各项生理常数和器官组织的大小、结构、位置等，在长期的生物进化过程中自然选择的最佳结果，这些最佳结果就是"中和"之态的具体体现。（图 4-1）

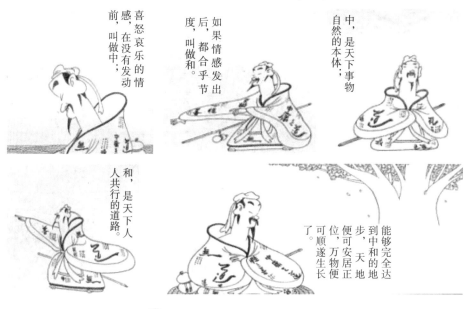

图 4-1　出自蔡志忠漫画《中庸》

中医学以阴阳五行学说为理论基础，其所阐明的"阴阳和""阴平阳秘""五行生克制化"等，正是"中和"状态内在机制的最佳体现。

《内经》中将没有任何疾病的健康人称为"平人"，"平人"的脉象称为"平脉"或"常脉"，平脉在位、数以及形势等诸多物理特性上表现的均是"中和"之态，这种无任何形迹可循的、理想的"中和"态脉象，是我们临床脉象特征确定时的参照物之一。疾病的发生都是生理机能偏离"中和"态的表现，此时脉象也随之脱离了"中和"的"常脉"，物理特性向极化方向发展，表现出可以被人们所感知、识别到的形迹，这些形迹就是脉象要素。我们由中定偏，从和辨异，系统总结出的25对脉象要素，大部分是脉象失去"中和"出现两极化发展的结果。

二、脉病相应

（一）脉象层次与疾病层次相应

脉象系统最基本的层次是脉象要素，最高层次是整体脉象，中间还存在不同的脉象层次，各个不同层次的脉象系统与病变层次具有相对固定关系。脉象系统作为一个整体，可以分化出不同的子系统，这些不同的子系统就代表着不同的层次。（图4-2）

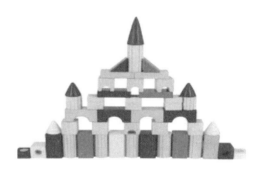

图 4-2　积木示意图

如堆积木一样，脉象要素正如每一块单独的小积木，通过大脑思维考虑组合，最后形成一个整体的脉象，形成脉象系统。

生理状态下脉象子系统主要有体质脉象系统、个性脉象系统、代谢脉象系统、生活和工作习惯脉象系统，这些子系统相互联系、相互作用，表征出个体最完整意义上的概貌。疾病状态下的子系统有病因脉象系统、病机脉象系统、病位脉象系统、疗效评价脉象系统等，代表不同的病变层面，并在疾病过程中具有前后时序性，且可以分化出多个下一级子系统，如病因脉象系统又可以分化出外感邪气、饮食不节、七情内伤、劳倦失宜等子系统。

如：

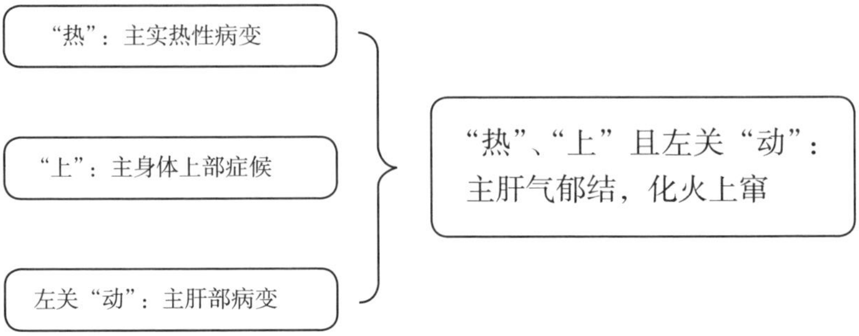

"热"：主实热性病变

"上"：主身体上部症候

"热"、"上"且左关"动"：主肝气郁结，化火上窜

左关"动"：主肝部病变

图 4-3　脉象系统的组合

无论是具体的病因、病位、病机及病机演变和西医疾病等都有固定的脉象要素集合与之相对应。（图 4-3）

（二）脉、病时序性相应

脉象特征的出现与疾病的发病之间存在时间先后的关系，认识这种关系对疾病的辨证治疗意义重大。

1. 有是病即有是脉

疾病形成之后，或邪气留滞，或正气不足，气血运行不畅，经脉不通，都会出现特定的脉象特征，并随疾病的出现而显露。（图 4-4）

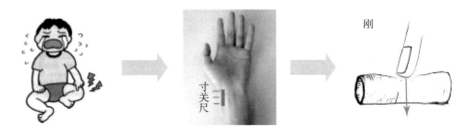

刚

寸关尺

图 4-4　外伤疼痛脉象变化

外伤引起疼痛，导致相应脉段的脉管壁局限性的张力增加，脉象要素则会体现"刚"。

对于躯体结构的病变，微观脉学具有准确的定位、定性意义。许跃远氏脉人与金氏脉学中的脉动和脉点，都是微观脉学中具有准确定位和定性意义的代表。

2. 脉象先于疾病出现

在疾病出现临床症状之前，机体内气血阴阳的平衡稳态已被打破，此时的脉象已开始出现某种疾病的病因、病机的相关特征，但还没显现疾病症状的脉象（图4-5）。

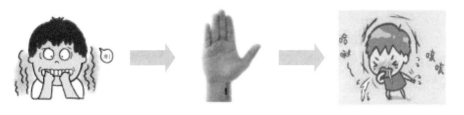

图4-5　感冒——脉象先于疾病而出现

感受风寒邪气后，右手的关脉内侧出现"线状脉"，患者时隔不久就会出现感冒症状。

3. 疾病后遗留脉象特征

许多躯体和心理疾病虽然已痊愈，但是其造成的损害却往往永久性的遗留在脉象之中。

感情上受打击，在左寸的脉搏高峰前到第二脉搏周期的时域，浮取位置有一小段短距离极细的"刀刻样痕迹"（犹如一柄锋利的刃口，沿刃口两侧凸起），心理创伤越重，"刀锋"就越锋利。（图4-6）

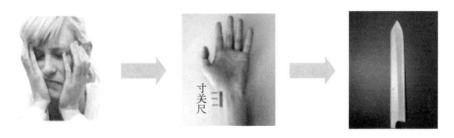

图4-6　寿小云氏心理脉学：心理创伤的脉象

三、形与神俱

"形与神俱"又称为"形神合一"，是中国古代哲学思想一元论观点的具体体现，是指人的心灵与肉体最完整意义上的结合。

"形与神俱"能够揭示疾病的病因病机，如"怒伤肝""思伤脾"等情志因素可以作为重要的致病因素导致躯体疾病的发生；能解释疾病病理现象，如肝病善怒，肾病善恐；能够指导诊断，五脏病变则导致心理情绪的异常。（图4-7）

神是生命活动的体现，包括形体和精神两个方面，脉象可以反映机体"形"和"神"两方面的信息。（图4-8）

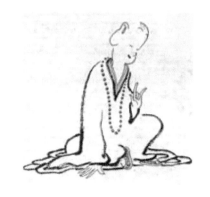

图4-7　出自蔡志忠漫画《静思语》

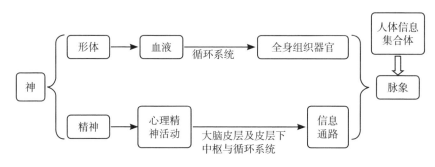

图4-8　脉象反映"形"与"神"示意图

脉象是机体"形"与"神"的双重信息源，脉象要素是机体躯体和心理状态的病态信息。在临床诊脉时要注意分清脉象要素的躯体属性和心理属性。（图4-9）

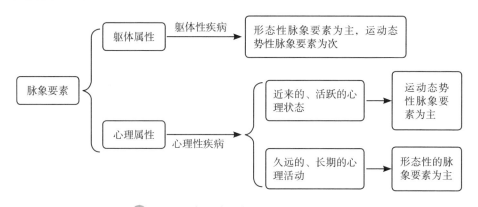

图4-9　脉象要素的躯体属性和心理属性

某些具体的脉象要素具有表征"形"和"神"双重意义的功能。脉象特征是一种生物学信息，同一个脉象特征有时同时表征躯体与心理两方面问题。如出现左关脉圆包样凸起，按许跃远微观脉分析是胃部疾患，按心理脉象分析则代表郁怒的心理状态，二者之间是密切联系的，既代表了病因，又代表了结果。（图4-10）

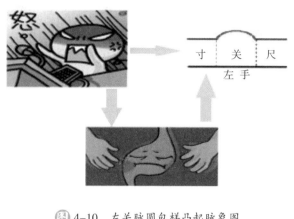

图4-10　左关脉圆包样凸起脉象图

在脉象分析中灵活应用"形与神俱"的原则，能够全面清晰地把握疾病的发生、发展脉络及其病痛表现的整体状况。

四、取象比类

"取象比类"又称为"援物比类"，"取象"是指利用人的感官整体观察或感受物体或现象的外部形状、颜色、气味、质地、构成、性质、外部的生长时间和环境、给人的细腻感觉等外部形象，并抽象出具有概括性的能够反映事物或现象本质的特有征象；"比类"是运用比较、类推等方法，把特有征象相似的事物或现象归属同一类，以构造出外部条件相同的推理模型，用以推断相同条件下物质和事物的未知本质。

这种思维方法贯穿于中国传统自然科学和社会科学中，中医学作为自然科学的范畴，自然也在其中。在分析脉象要素时，需要遵循此原则，例如：笔者认为通过取象比类的方法，将脉象要素、微观脉象等脉象特征赋予特定的含义，是发展中医脉象学，指导中医临床辨证的一个重要途径，若血液质地黏稠，诊脉时如手触及稠泥浆的感觉，我们认为是痰浊壅阻（图4-11）；若诊脉时出现手触及清水的感觉，我们认为是体内水湿较盛或血液中精微物质的减少（图4-12）。

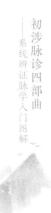

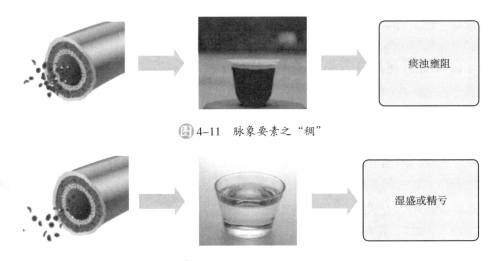

图4-11　脉象要素之"稠"

痰浊壅阻

湿盛或精亏

图4-12　脉象要素之"稀"

五、系统原则

系统论要求我们在认识事物或现象时，不仅要关注事物或现象的组成要素，更要关注组成要素之间的动态作用和内在规律性。脉象作为机体状态的外在表征，其功能就是机体信息的集合，是一个完整的信息系统。因此，在分析脉象及脉象要素时要注意运用系统的原则。

（一）脉象系统的整体性

脉象系统是对机体整体功能状态的表征。这种表征作用主要有以下几点。

1. 脉象系统反映了完整意义上人的概貌

无论生理状态抑或病理状态，脉象系统是对机体整体功能状态最集中的体现。这种功能状态是由自然、社会、形、神等多方面相互作用而表达出来的，以上诸方面在脉象中均有反映。因此通过脉象系统可以真正体现出人类"生物—社会—心理"的基本面貌。

2. 脉象系统体现邪正斗争的基本特征

脉象系统对机体整体功能状态的表达可从宏观上反映机体正气、邪气的存在状态及二者之间的共存状况，为临床选择及时有效的治疗措施提供客观

依据。如，通过切脉与大脑的思维，得知体内正邪斗争之态势，为治疗提供依据。（图4-13）

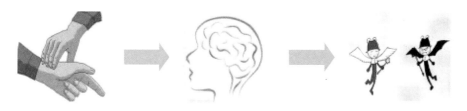

图4-13　切脉与大脑思维的关联

3. 脉象系统指导中医治疗

中医治疗疾病的根本在于针对病机进行治疗。脉象系统可准确无误地表征出疾病的病机，并以此为客观依据来指导中医临床治疗，以达到机体功能状态的"整体最佳"。

4. 脉象系统具有相对稳定性

从结构上来说，脉象系统是脉象层次和脉象要素依照特定的构架范式而建立起来的，其中构架范式是最重要的，在构建脉象系统的过程中起关键作用。

从功能上说，脉象系统表征机体的固有属性及功能状态，是对机体生命或疾病过程流的整体表达，疾病在过程中虽变化多端，但过程的整体状态却是维持在某一种水平。

从结构和功能两方面来说，脉象系统具有相对稳定性，并具有明显的个体差异性。

（二）脉象系统存在层次、要素

在对整体脉象系统进行评价的同时，要对脉象的不同层次和要素进行分析。疾病是机体生命过程流中所存在的矛盾的突出表现，在这个表现突显之前已存在了层层发病基础，这些基础之间相互作用，成为病变的根本。

（三）脉象层次和要素之间密切联系

系统联系就是分析脉象的各种不同层次和要素之间的关系，从中发现其中的内在关系。

1. 局部与整体联系

机体疾病是整体状态功能紊乱在局部的表现，因此脉象分析要遵循整体特征和局部特征相结合的原则。如，整体脉象显示出细、弱的正气不足之象，但在某个局部显示了小的凸起或伴热感的微观脉象特征，则表示该局部的微观脉是阴气虚衰所为。（图4-14）

2. 上下联系

"升降出入，无器不有"，升降出入促进了机体的新陈代谢，维持了正常的生命活动。气机的升降状态正常与否从脉象的"上下"中能够得到充分的体现，因此，要对脉象显现出的上下异常进行联系性的判断。

右寸和右尺同时出现粗大，则可能是肺气不降导致的大便不通或下肢浮肿。右寸粗大是病机脉象，右尺粗大是症状脉象。（图4-15）

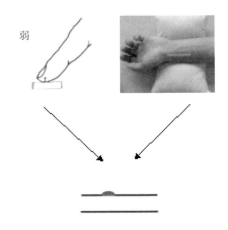

图4-14　整体脉象与局部脉象相结合

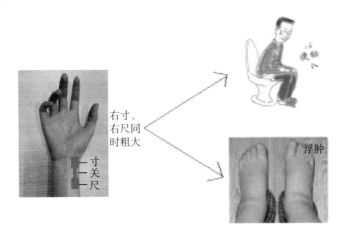

图4-15　脉象要素反映气机升降状态

3. 阴阳五行生克联系

脏腑在左右双手的分布不同，左手心肝肾（阴），右手肺脾肾（阳）。根据中医的整体观，五脏之间生理功能上密切联系，病理上相互影响，根据五脏的生克乘侮关系，可以推断左右脉象特征之间的关系。（图4-16）

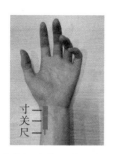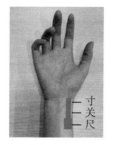

病因病机脉象：左尺细干涩　　　　　　　症状脉象：右尺粗大

肾阴不足，肠道失润而大便干燥

图4-16　左右脉象特征之间的关系示例

4. 虚实联系

脉象要素的"虚"表示正气不足，脉象要素的"实"表示邪气内盛，在分析过程中要分清孰前孰后，孰因孰果的问题，要相互结合进行思辨判断。如（图4-17，4-18）：

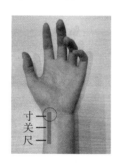

表示阳气升动太过

图4-17　阳升太过之脉象（实）

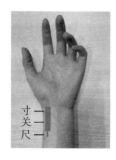

表示肝肾阴亏，肝阳上亢

图4-18　肝肾阴亏、肝阳上亢之脉象（虚）

另外，脉象特征还要与季节气候、地区方域等相联系。

六、时序性原则

时序性就是指事物发展的时间顺序。宇宙间的任何事物都是功能、时间和空间结构的统一体。人体也是这样，中医学已认识到人体的生理不仅是一个生生不息的"过程流"，其病理过程也是在禀赋的体质、个性因素基础之下，在各种境遇因素、内环境失调的相互作用下，产生出的病理变化过程，进而最后导致疾病发生，因此疾病也是一个生命"过程流"。（图4-19）

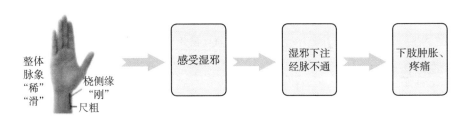

图4-19 疾病发生的"过程流"

脉象特征能够反映出人体内部的所有信息，在这个庞杂的信息系统中，存在着严密的时间序列性，脉诊过程中分清脉象的特征所出现的时序性，也就分析清楚了这些脉象特征所代表的机体内部变化的因果关系。

只要能够在时间序列上将脉象特征分析清楚，则疾病发生发展的过程自然了然于心中，这就为找出和治疗疾病发生、发展的核心打下了基础。（图4-20）

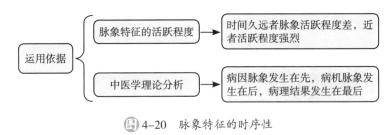

图4-20 脉象特征的时序性

七、辨证脉法与微观脉法结合

一般来说，中医注重整体、功能和疾病过程，而西医注重局部、结构和疾病结果。这是两大医学体系的特点。表现在脉诊的两大系统之中同样存在这个问题。

辨证脉法与微观脉法的区别。（表4-1）

表4-1　辨证脉法与微观脉法的区别

	辨证脉法	微观脉法
诊断	重视整体脉象的形态、位置等，以从整体判断机体的功能状态	注重局部区域与西医脏器的对应关系，局部区域形态学改变与西医疾病性质的对应关系
诊断特点	注重"脉势"以说明机体内部正邪两方面的多寡和运动趋向，其诊断具有模糊性的特点	注重局部区域改变特点所显现的对应脏器和组织的病变性质、数量和范围，其诊断具有定位定性准确的特点

如何吸收微观脉法的研究成果，使其成为辨证脉法的重要组成部分，是今后一段时期内脉诊研究方向之一。

以脉求方　脉方相应

一、脉方相应规律

"脉方相应"的基础是"方证相应"。要想治疗疾病首先要找出疾病的病机、证候，而若要探寻病机、证候之所在，就要寻找出实实在在的客观证据（主要是体征），依照这些客观证据所示进行层层推理，最后推导出疾病整个过程和主要病因、病机，然后进行"审因论治"或"方因证立"。

脉诊的主要目的之一，就是通过诊察脉象之所得，总结梳理出疾病发生的病因、病机，也就是说脉诊是服务于疾病的判断分析和治疗过程的。脉诊的对象是脉象，脉象是一种客观存在的体征，能够为人们所感知。而脉象特征与疾病的病因、病位、证候、病机之间具有明确的指示关系，正是因为这种指示关系，使得脉象能够成为辨证的指示灯，我们称为——"平脉辨证"规律，这种病、证、脉、方相结合的医疗模式始自《伤寒论》。

方剂的组成是以中医理论、疾病病机特点为依据，按照严格的组方配伍规律配伍而成。方剂功效确立的标准，主要来自于临证时对疾病病因、病机判断所得出的结论。正是基于"证从脉出"和"方从证出"这样一个逻辑关系，因此"脉方相应"的客观规律是存在的。

脉象作为诊断疾病的客观证据，具有整体性和层次性的性质，其整体的系统性和层次性由疾病的整体和层次所决定，由此使得脉象具有能够全面反映出疾病"证"的特点。纵观古代的方剂具有以下特点：①方剂具有的整体功效。这种整体功效大于方内各组成药味的功效之和，这种整体的功效与机体疾病的病机针锋相对，有纠正机体平衡失调的作用。②方剂治疗作用具有层次性。方剂的配伍组成中具有"君、臣、佐、使"的内部结构，这些内部结构的设立是按照疾病证候的层次性来设计。脉象所体现出的疾病整体和各个层次，在每一个方剂中都能够找到相对应的治疗，脉象和方剂之间内在的契合关系可以体现在各个方面。

脉象以其客观实在性，在揭示疾病潜在的病因病机方面具有其自身的优势，深化"脉方相应"机制的研究，能够使得临床处方用药更加准确、客观，建立起中医临床"言必有物，事必有征"的客观逻辑推理模式，脱离只根据中医经典中只言片语对处方用药进行佐证的推理模式；能够更加清楚地解释方、药的治疗作用机制；在脉象客观化研究达到一定水平的条件下，将中医物理诊断与治疗直接对应，实现真正意义上的中医现代化。

临证中脉方相应要遵循四个原则：①根据脉象所体现出的整体脉象特征选定方剂的类别；②根据脉象体现的病机层次进行方剂的进一步细化；③根据脉象所体现出的病机层次的关系进行药物配伍的调整；④根据脉象要素进行个别药物的加减。根据以上原则，灵活选用方剂，调整方剂的内部结构，与病因、病机和症状形成丝丝入扣的严密对应关系，从而提高中医中药的疗效。

二、病因系统脉方相应

（一）感受外邪方脉

1. 麻黄汤（《伤寒论》）

详细信息见表 4-2。

表 4-2　麻黄汤

组成	麻黄，桂枝，杏仁，甘草
功效	发汗解表，宣肺平喘
主治	外感风寒表实证。恶寒发热，头身疼痛，无汗而喘，舌苔薄白，脉浮紧
辨证脉象系统	刚、敛、寒、动，迟或略数，沉或略浮

（1）病机分析

下图可见，各个西医系统的病变只是"寒邪束表"这个整体系统下的子系统。麻黄汤针对"寒邪束表"这个整体系统而设立，所以对不同子系统的病变都有治疗作用。（图 4-21）

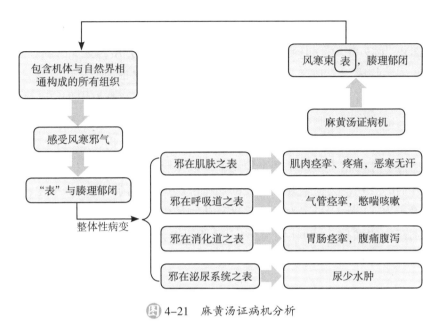

图4-21　麻黄汤证病机分析

（2）脉象要素分析

麻黄汤证的整体系统脉象要素有"刚、敛、寒、动、浮"，在整体脉象系统的背景下，突出的病变子系统可以在相应的脉位显示出更加明显的特征，如局部的"迟""数"。一旦机体的应激和新陈代谢达到了高峰，脉象要素变成了"数""浮"，则非麻黄汤所宜了。假如麻黄汤证没有得到及时的治疗，病机没有得到逆转，根据患者的体质状况病情就会发生进一步的发展。（图4-22）

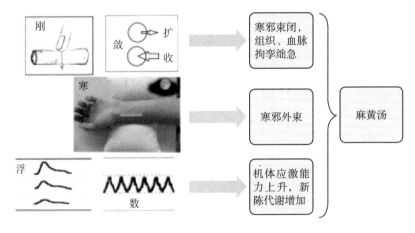

图4-22　麻黄汤证脉象要素分析

2. 小青龙汤（《伤寒论》）

详细信息见表4-3。

表4-3　小青龙汤

组成	麻黄，芍药，细辛，干姜，甘草，桂枝，五味子
功效	解表散寒，温肺化饮
主治	外寒里饮证。恶寒发热，头身疼痛，无汗喘咳，痰涎清稀而量多，胸痞或干呕，或痰饮喘咳不得平卧，或身体疼重，头面四肢浮肿，舌苔白滑，脉浮
辨证脉象系统	寸、关部寒、稀、滑，整体脉刚、敛、寒

（1）病机分析（图4-23）

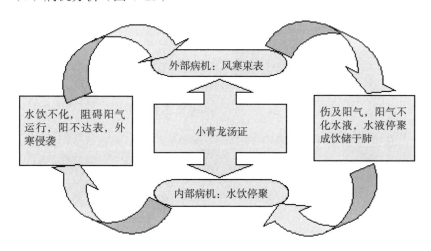

图 4-23　小青龙汤证病机分析

（2）脉象要素分析（图4-24）

小青龙汤证的系统辨证脉象充分体现出了该病机的完整概貌。临床可以根据不同病机层面体现的脉象要素的程度，调整不同用药部分的剂量，"寒"象严重者还可以加附子以加强温阳的功效。

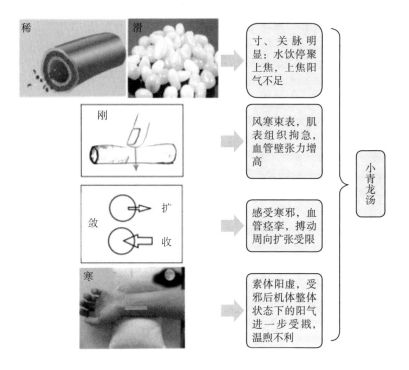

稀　滑

刚

敛　扩　收

寒

> 寸、关脉明显：水饮停聚上焦，上焦阳气不足

> 风寒束表，肌表组织拘急，血管壁张力增高

> 感受寒邪，血管痉挛，搏动周向扩张受限

> 素体阳虚，受邪后机体整体状态下的阳气进一步受戕，温煦不利

小青龙汤

图 4-24　小青龙汤证脉象要素分析

3. 麻杏甘石汤（《伤寒论》）

详细信息见表 4-4。

表 4-4　麻杏甘石汤

组成	麻黄，杏仁，甘草，石膏
功效	解表散寒，清肺平喘
主治	风寒外束，肺热壅盛证。身热，喘急，苔薄白或黄，脉数
辨证脉象系统	寸关脉稠、滑、热、疾，整体脉刚、敛、沉、动

（1）病机分析（图 4-25）

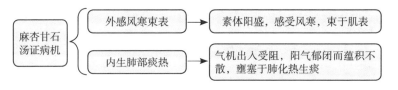

麻杏甘石汤证病机 ┤ 外感风寒束表 → 素体阳盛，感受风寒，束于肌表

内生肺部痰热 → 气机出入受阻，阳气郁闭而蕴积不散，壅塞于肺化热生痰

图 4-25　麻杏甘石汤证病机分析

（2）脉象要素分析（图4-26）

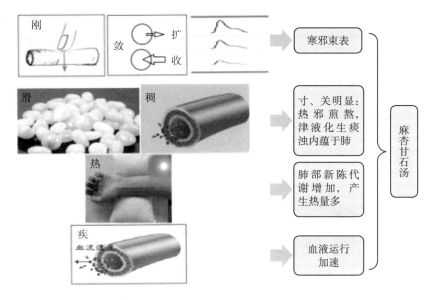

图4-26　麻杏甘石汤证脉象要素分析

临床根据不同脉象要素的程度进行各组药物剂量的调整，"刚""敛"重者加重麻黄量，或合用羌活、独活等；"稠""滑"较重者加用瓜蒌仁、川贝母等；脉"热"重者加重石膏用量或加黄芩、天花粉等。

4. 香苏散（《太平惠民和剂局方》）

详细信息见表4-5。

表4-5　香苏散

组成	香附子，紫苏叶，甘草，陈皮
功效	疏风散寒，理气和中
主治	外感风寒，内有气滞证。发热恶寒或恶风，头痛无汗，身疼肢痛，胸脘满闷，不思饮食，舌苔白而脉浮
辨证脉象系统	刚、敛、沉、寒、迟、缓、涩

（1）病机分析

香苏散证的病机是患者在原有情志内伤、气血郁滞的基础上，复感风寒，邪气束表。人是心理与躯体两方面结合的综合体，人都有心理活动，而心理活动一旦过激，就会停留在某种心理紊乱的状态中，导致气血运行紊乱，成为发生躯体性疾病的宿根，正气不得外出肌表以抵御外邪，则易于导致邪气的侵袭，发生外感性疾病。此时当以治疗内伤为主，酌情加用治疗外感的药物，或直接应用疏解内里气滞的方药，如逍遥散、柴胡疏肝散等，使体内结滞的气机散开，正气外出抗邪，外感病不治自愈。

（2）脉象要素分析（图4-27）

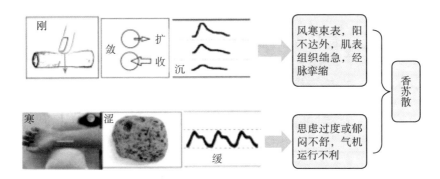

图4-27　香苏散证脉象要素分析

如果在以上脉象要素的基础上又出现了脉象中取或沉取的"热"象，则宜加用栀子、牡丹皮，以化除郁热。

5. 加减葳蕤汤（《重订通俗伤寒论》）

详细信息见表4-6。

表4-6　加减葳蕤汤

组成	葳蕤，白薇，豆豉，生葱，桔梗，甘草，枣，薄荷
功效	滋阴清热，发汗解表
主治	素体阴虚，外感风寒证。头痛身热，微恶风寒，咽干口燥，舌赤脉数
辨证脉象系统	刚、敛、细、数、枯

（1）病机分析

加减葳蕤汤证常见于木形或火形体质之人中偏于阴虚者。治疗当在养阴的基础上，合用发散解表药，也可单纯应用养阴的药物。如果采用单纯的辛温发散法，阴气更伤，正气抗邪的能力进一步被削弱，而外邪不得消除；温热助被遏之虚热邪气外窜，则形成阴虚内热的火热证。（图4-28）

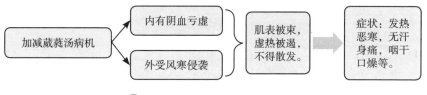

图 4-28　加减葳蕤汤证病机分析

（2）脉象要素分析（图 4-29）

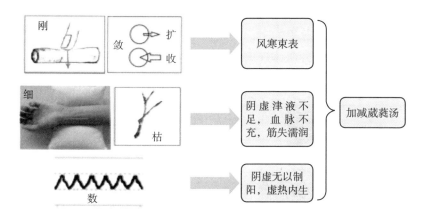

图 4-29　加减葳蕤汤证脉象要素分析

临床可根据三个子系统脉象要素所表征的度进行加减配伍。

6. 桑杏汤（《温病条辨》）

详细信息见表 4-7。

表 4-7　桑杏汤

组成	桑叶，杏仁，沙参，象贝，香豉，栀皮，梨皮
功效	清宣温燥，润肺止咳
主治	外感温燥证。身热不甚，口渴，咽干鼻燥，干咳无痰或痰少而黏，舌红，苔薄白而干等
辨证脉象系统	细、涩、数、枯、右粗于左

（1）病机分析

桑杏汤证与风热证不同的是热象轻而燥象重。古人将感受燥邪定在秋季，但是笔者从临床实际观察来看，感受燥邪情形也可出现在春季或夏季，这可能主要是与运气变化相关，而不是与季节的时间性因素相关。（图 4-30）

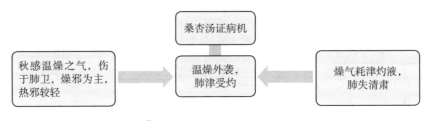

图 4-30　桑杏汤证病机分析

（2）脉象要素分析

脉象要素以左侧脉象为主，故在临床中显示出右侧脉较左侧脉"粗"的现象。临证中根据脉象所体现出阴伤和虚热的程度，进行方中药物和剂量之间的配比。方中诸药合用，共同应对机体内津伤肺燥的病机。（图 4-31）

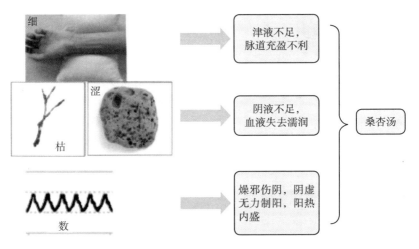

图 4-31　桑杏汤证脉象要素分析

7. 杏苏散（《温病条辨》）

详细信息见表 4-8。

表 4-8　杏苏散

组成	苏叶，半夏，茯苓，前胡，苦桔梗，枳壳，甘草，生姜，大枣，杏仁，橘皮
功效	轻宣凉燥，理肺化痰
主治	外感凉燥证。恶寒无汗，头微痛，咳嗽痰稀，鼻塞咽干，苔白
辨证脉象系统	敛、刚、细、涩、枯

（1）病机分析

杏苏散证病机为复合性病机，为治疗外感凉燥而设，但因凉燥乃秋令"小寒"为患，与外感风寒是同一属性的病邪。因此，其表现为寒邪在表和肺燥不宣的证候。（图4-32）

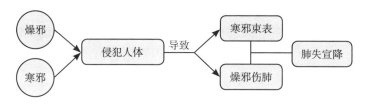

图 4-32　杏苏散证病机分析

（2）脉象要素分析

杏苏散证的脉象主要表示出寒邪束表、燥邪伤肺、阴津不足证的层面。根据脉象层次的显著程度，判断寒重于燥或燥重于寒。治疗应用具有辛润之性的药物，如防风、前胡、桔梗等，而忌用辛燥之品，如麻黄、桂枝、细辛等。（图4-33）

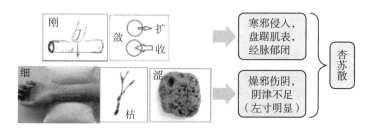

图 4-33　杏苏散证脉象要素分析

8. 银翘散（《温病条辨》）

详细信息见表4-9。

表4-9　银翘散

组成	连翘，金银花，苦桔梗，薄荷，竹叶，生甘草，芥穗，淡豆豉，牛蒡子
功效	辛凉透表，清热解毒
主治	温病初起。发热，微恶风寒，无汗或有汗不畅，头痛口渴，咳嗽咽痛，舌尖红，苔薄白或薄黄
辨证脉象系统	浮、刚、热、上、数、滑、寸脉麻点样凸

（1）病机分析

温病初起，邪在卫分，卫气被郁，开阖失司，邪正斗争在于肌表；温热邪气，易从上受，导致邪热壅积在局部头面部位。证候层次比较明显。

（2）脉象要素分析

脉象要素不同程度地表示了风热束表、风热炽盛、风热壅盛于头面咽喉等不同层面，治疗应根据脉象要素的严重程度进行药物的配伍变化，邪束肌表重者重用荆芥穗、淡豆豉、薄荷；热盛者重用金银花、连翘、竹叶；邪热盛于头面咽喉重用桔梗、牛蒡子、甘草。（图4-34）

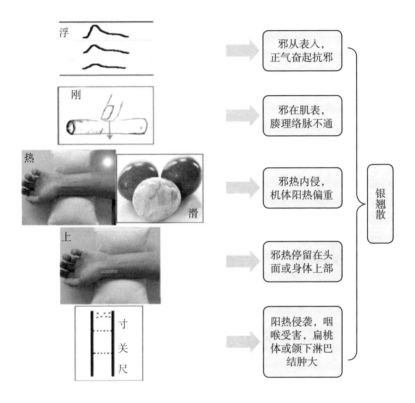

图4-34　银翘散证脉象要素分析

（二）七情内伤方脉

1. 柴胡疏肝散（《医学统旨》）

详细信息见表4-10。

表 4-10　柴胡疏肝散

组成	柴胡，陈皮，川芎，香附，枳壳，芍药，甘草
功效	疏肝理气，活血止痛
主治	肝气郁滞证。胁肋疼痛，胸闷喜太息，情志抑郁易怒，或嗳气，脘腹胀满
辨证脉象系统	动、涩

（1）病机分析（图 4-35）

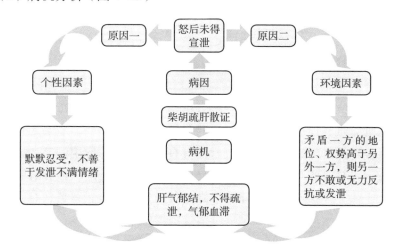

图 4-35　柴胡疏肝散证病机分析

（2）脉象要素分析

临床应用根据"动"和"涩"两个脉象要素特征的孰轻孰重，来调整理气与活血药味之间配比。（图 4-36）

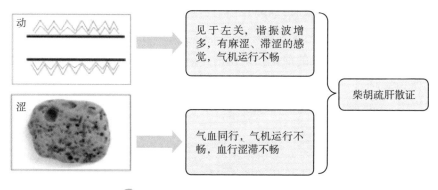

图 4-36　柴胡疏肝散证脉象要素分析

2. 半夏厚朴汤 (《金匮要略》)

详细信息见表 4-11。

表 4-11　半夏厚朴汤

组成	半夏，厚朴，茯苓，生姜，苏叶
功效	行气散结，降逆化痰
主治	梅核气。咽中如有物阻，咯吐不出，吞咽不下，胸膈满闷，或咳或呕，舌苔白润或白滑
辨证脉象系统	动、来怠去驶、脉内曲、细、直

（1）病机分析

半夏厚朴汤的病机是情志不遂，肝气郁结，肺胃失于宣降，津液不布，聚而为痰，痰气相搏，结于咽喉。笔者认为肝气郁结的主方是以入肝经为主的柴胡系列方剂，而本方的君药、臣药分别是半夏、厚朴，主要入脾经，都不是入肝经治疗肝经病变的主药，都不具有疏肝理气的作用。笔者经过多年的临床探讨发现，半夏厚朴汤主治的病因病机是思虑过度，该方对肝郁具有治疗作用，但不能因此就将其主要的功效进行篡改，在此，笔者对该方的主治功效进行正本清源。

中医学对情志致病的认识很早，但一直没有形成心理层面的辨证理论体系。情志类疾病所应用的是躯体性疾病的辨证理论，如半夏厚朴汤的"咽中如有炙脔"一般解释成痰气交阻于咽喉部位，实际上咽喉部位不存在病变，中医学中没有对"咽中如有炙脔"这种感受进行更深入的心理学层面的探讨。笔者认为患者的主观感受本身没有任何意义，有实际意义的是造成这种感受背后的心理活动，患者咽喉部的异物感与身体任何其他部位的异物感意义相同，其心理活动就是无故多思，这才是真正的病机。一切躯体的、有形的病理表现都是这个病机的演化结果，治疗措施都应该以这种心理紊乱状态为中心展开，而不是去单纯治疗患者所感受的部位和痛苦性质，只有这样才能真正治疗情志类疾患，所以建立中医"形神一体"的辨证和治疗体系非常有必要。

（2）脉象要素分析

半夏厚朴汤脉象要素分析如图 4-37。

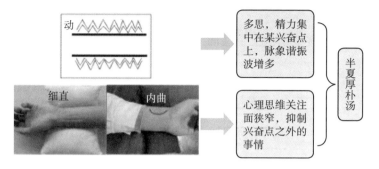

图 4-37　半夏厚朴汤证脉象要素分析

3. 朱砂安神丸（《内外伤辨惑论》）

详细信息见表 4-12。

表 4-12　朱砂安神丸

组成	朱砂，黄连，炙甘草，生地黄，当归
功效	镇心安神，清热养血
主治	心火亢盛，阴血不足证。失眠多梦，惊悸怔忡，心烦神乱，或胸中懊恼，舌尖红
辨证脉象系统	刚、敛、动、深、短、疾、驶、直

（1）病机分析

本方证所主治的心理紊乱状态的三个层面相互作用，共同构成了惊悸不安的状态。在此心理紊乱的状态下，进一步导致了身体形质的阴血不足、心火亢盛。（图 4-38）

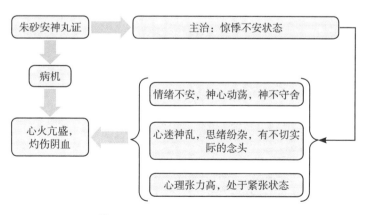

图 4-38　朱砂安神丸证病机分析

（2）脉象要素分析

临床治疗中宜根据这三个层面的脉象表现进行药味的加减和剂量调整。（图4-39）

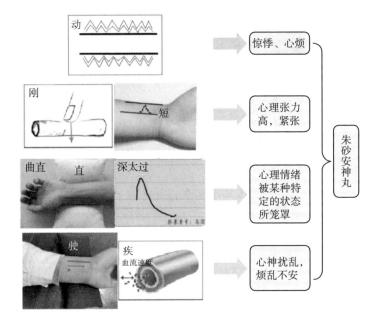

图4-39　朱砂安神丸证脉象要素分析

（三）饮食不节、劳逸所伤和衰老方脉

1. 保和丸（《丹溪心法》）

详细信息见表4-13。

表4-13　保和丸

组成	山楂，神曲，半夏，茯苓，陈皮，连翘，莱菔子
功效	消食和胃
主治	食滞胃脘证。脘腹痞满胀痛，嗳腐吞酸，恶食呕逆，或大便泄泻，舌苔厚腻，脉滑
辨证脉象系统	沉、滑、稠、缓、短、粗、强

（1）病机分析（图4-40）

由于物质生活水平的提高，代谢综合征的患者增多了。代谢综合征是一

种慢性的饮食积滞，其虽然不表现为急性饮食积滞的症状，患者也往往不会因此来就诊，但是通过脉象评定其进食情况却会发现患者处于饮食积滞和能量过剩的状态，其所患的躯体性疾病常与饮食因素有关。

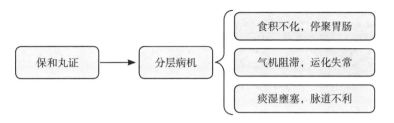

图4-40　保和丸证病机分析

临床许多疾病都与饮食停滞后气血不畅和痰湿交阻有关，笔者曾运用食积脉象为指导，用消食化积之法治疗过上呼吸道感染、肺炎、失眠、坐骨神经痛等许多久治不愈的患者，疗效甚佳。因此，掌握饮食积滞的脉象特征，用脉象特征去评定患者的饮食状况是非常适用和客观的。

（2）脉象要素分析（图4-41）

三个病机层面的脉象特征，决定临床用方时的药味加减和用量调整。（图4-41）

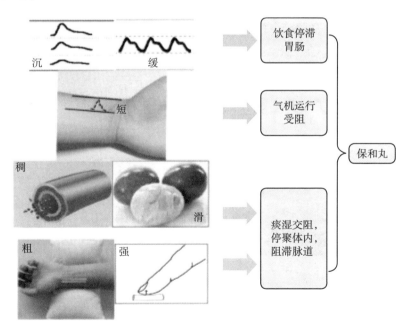

图4-41　保和丸证脉象要素分析

2. 大补元煎（《景岳全书》）

详细信息见表4-14。

表4-14　大补元煎

组成	人参，山药，熟地黄，杜仲，当归，山茱萸，枸杞，炙甘草
功效	回天赞化，救本培元
主治	气血大坏，精神失守
辨证脉象系统	缓、弱、细、寒、稀、滑、薄

（1）病机分析

本方主治老年人亏衰之证。整体病机为机体大虚，在此整体病机之下包含了阴阳气血精的不同亏虚层面。目前教材中多认为年老主要是元阳的不足，所以一般建议的治疗方法都是温补。但笔者认为老年人机能的虚衰是在平时体质特点的基础上进一步发展，如素体阴虚之人，随着年龄的增加，其阴虚的程度会越来越重；而素体阳虚之人，则其阳虚的程度会越来越重。

（2）脉象要素分析（图4-42）

以上的脉象要素之间可以进行不同层面的联系，表征气和阴、气和血、精和气等的不同组合层面，临床宜根据这些不同的变化进行药味和剂量配伍的调整。

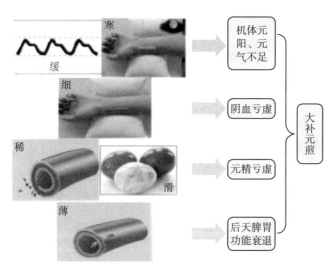

图4-42　大补元煎证脉象要素分析

三、病机系统脉方相应

（一）四逆汤（《伤寒论》）

详细信息见表 4-15。

表 4-15 四逆汤

组成	甘草，干姜，附子
功效	回阳救逆
主治	心肾阳衰寒厥证。四肢厥逆，恶寒蜷卧，神衰欲寐，面色苍白，腹痛下利，呕吐不渴，舌苔白滑，脉微细
辨证脉象系统	寒、短、迟、细、缓、弱、血管搏动对周围组织缺少振动传递

1. 病机分析（图 4-43）

本方证临床常见素体虚寒之人，又感受寒邪发病。

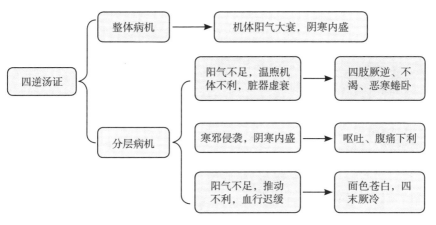

图 4-43 四逆汤证病机分析

2. 脉象要素分析（图 4-44）

以上脉象要素之间彼此联系，共同表征出整体病机和不同的病机层面，临床要根据各种脉象要素的突出程度进行药味加减和剂量的调整。

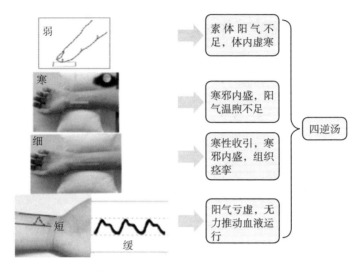

图 4-44　四逆汤证脉象要素分析

（二）增液汤（《温病条辨》）

详细信息见表 4-16。

表 4-16　增液汤

组成	玄参，麦冬，生地黄
功效	增液润燥
主治	阳明温病，津亏便秘证。大便秘结，口渴，舌干红，脉细数或沉而无力
辨证脉象系统	细、涩、枯

1. 病机分析（图 4-45）

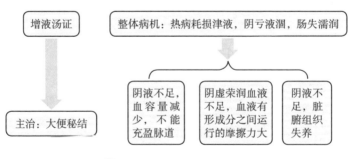

图 4-45　增液汤证病机分析

2. 脉象要素分析（图 4-46）

以上三种脉象要素准确的对应了三个病机层面。阴虚往往不能制阳，出现阴虚阳亢，相应的脉象会在以上基础上出现"数"的特征，治疗上笔者的经验是在本方的基础上合用玉女煎。（4-46）

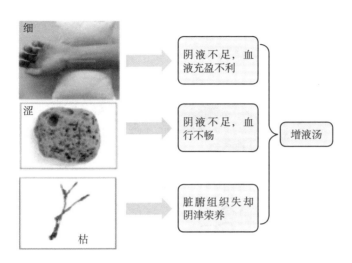

图 4-46　增液汤证脉象要素分析

（三）二陈汤（《太平惠民和剂局方》）

详细信息见表 4-17。

表 4-17　二陈汤

组成	半夏，橘红，白茯苓，炙甘草
功效	燥湿化痰，理气和中
主治	湿痰证。咳嗽痰多，色白易咯，恶心呕吐，胸膈痞闷，肢体困重，或头眩心悸，舌苔白滑或腻，脉滑
辨证脉象系统	滑、稠、短、沉、粗、强、进少退多、血管壁与周围组织界限"模糊"、血流内无数"细丝"

1. 病机分析（图 4-47）

二陈汤是治疗湿痰之病的祖方，许多化痰方剂均由该方化裁而成。

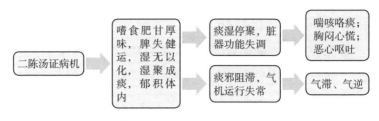

图 4-47　二陈汤证病机分析

2. 脉象要素分析（图 4-48）

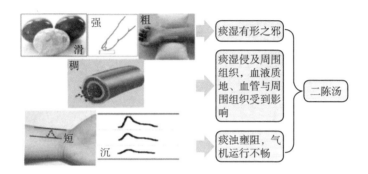

图 4-48　二陈汤证脉象要素分析

临床治疗时的药物及剂量的调整都要以上述脉象要素层次为准则。

（四）五苓散《伤寒论》

详细信息见表 4-18。

表 4-18　五苓散

组成	猪苓，泽泻，白术，茯苓，桂枝
功效	利水渗湿，温阳化气
主治	膀胱气化不利之蓄水证。小便不利，头痛微热，烦渴欲饮，甚则水入即吐；或脐下动悸，吐涎沫而头目眩晕；或短气而咳；或水肿、泄泻。舌苔白，脉浮或浮数
辨证脉象系统	沉、寒、短、稀、血管壁与周围组织界限"模糊"

1. 病机分析（图 4-49）

临床常见很多水肿患者服用利水药而不得小便，但是在佐用温阳或理气药后即达到预期效果，其原因在于前者未兼顾不同病机层面来进行治疗。

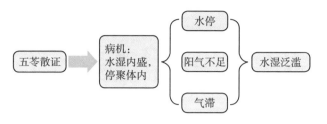

图4-49 五苓散证病机分析

2. 脉象要素分析（图4-50）

临床应根据脉象要素的不同表现，进行药味的加减应用和剂量调整。如脉"寒"程度较重，则加大桂枝的用量，或加用附子、干姜等温阳之品；"沉""短"严重，则适当加用枳实、厚朴等品。

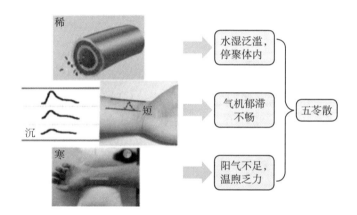

图4-50 五苓散证脉象要素分析

（五）四物汤（《仙授理伤续断秘方》）

详细信息见表4-19。

表4-19 四物汤

组成	当归，川芎，白芍，熟地黄
功效	补血调血
主治	营血虚滞证。头晕目眩，心悸失眠，面色无华，妇人月经不调，量少或经闭不行，脐腹作痛，甚或瘕块硬结，舌淡，口唇、爪甲色淡，脉细弦或细涩
辨证脉象系统	稀、细、沉、弱

1. 病机分析（图 4-51）

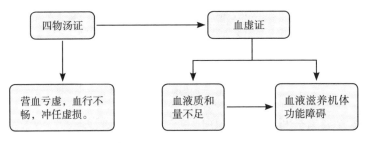

图 4-51 四物汤证病机分析

血液质和量不足与血液滋养机体功能障碍，二者之间存在着内在的联系，血液质、量的不足必然伴有其滋养机体的功能障碍，而其滋养机体功能障碍却不一定伴有质、量的不足，区别这两个方面并进行正确地辨证具有重要的意义。

2. 脉象要素分析（图 4-52）

脉象要素局部脉搏搏动的"弱"表征对应部位血液滋养的功能障碍，如心血不足则常表现为左寸脉的"弱"。笔者体会，血液质量不足应该重用熟地黄、白芍等阴柔补血之品，而血液滋养功能障碍者则重用辛香之当归、川芎等行血以助其用。

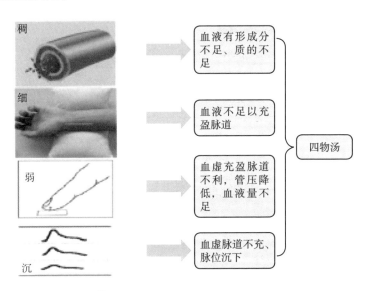

图 4-52 四物汤证脉象要素分析

（六）左归丸（《景岳全书》）

详细信息见表 4-20。

表 4-20　左归丸

组成	熟地黄，山药，枸杞，山茱萸，川牛膝，鹿角胶，龟板胶，菟丝子
功效	滋阴补肾，填精益髓
主治	真阴不足证。头晕目眩，腰酸腿软，遗精滑泄，自汗盗汗，口燥舌干，舌红少苔，脉细
辨证脉象系统	稀、细、弱、浮、薄

1. 病机分析

左归丸病机为真阴不足，精髓亏损，其病机之下含有元阴和元阳不足两个层面。

2. 脉象要素分析（图 4-53）

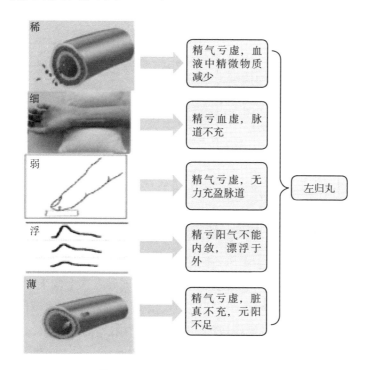

图 4-53　左归丸证脉象要素分析

（七）苏子降气汤（《太平惠民和剂局方》）

详细信息见表 4-21。

表 4-21　苏子降气汤

组成	紫苏子，半夏，川当归，炙甘草，前胡，厚朴，姜汁，肉桂
功效	降气平喘，祛痰止咳
主治	上实下虚喘咳证。咳嗽痰多，胸膈满闷，喘咳短气，呼多吸少，或腰疼脚弱，肢体倦怠，或肢体浮肿，舌苔白滑或白腻，脉弦滑
辨证脉象系统	滑、粗、细、强、弱、上、寒、进多退少，以上特征主要表现于右手脉，左手脉次之

1. 病机分析（图 4-54）

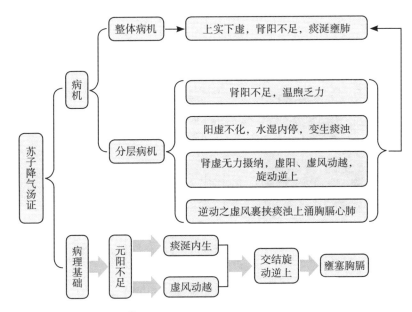

图 4-54　苏子降气汤证病机分析

　　苏子降气汤证四层病机之间相互联系，共同导致了上实下虚的病机。机体内部的风阳动越，一般认为是肾阴亏虚，不能制约阳气，阳气升动而生风。笔者通过临床发现，不但肾阴虚不能制约阳气而致生风，肾阳虚、肾气虚亦可因为摄纳不利，而产生逆动而上的虚风，古方"济生肾气丸""潜阳丹"均是为此而设。由于人体是一个"形与神俱"的统一体，无论肾的阴、阳、气、精虚衰，都会导致其统摄、吸纳功能障碍，在此基础上如果患者平时性情急躁，体内的阳气易于升动，则其升动之力愈大，更易产生风阳内动；如果是患者平时性情温和，即使有肾阴不足的基础也不易产生风阳内动，这是临床常见的情形。

2. 脉象要素分析（图4-55）

临床治疗中应根据表征不同病机层面的脉象特征调整用药，如右尺脉"寒""细""弱"特征突出则加附子、砂仁等；右寸脉"粗""上"特征突出则加代赭石、旋覆花等；右寸脉"滑""强"特征突出则加白芥子、莱菔子等。

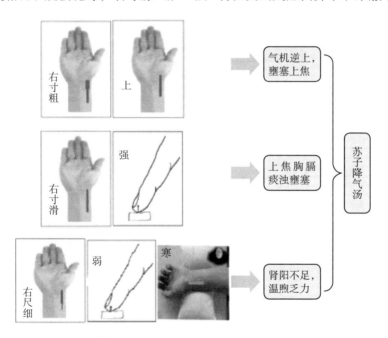

图4-55　苏子降气汤证脉象要素分析

（八）镇肝熄风汤（《医学衷中参西录》）

详细信息见表4-22。

表4-22　镇肝熄风汤

组成	怀牛膝，生赭石，生龙骨，生牡蛎，生龟板，生杭芍，玄参，天冬，川楝子，生麦芽，茵陈，甘草
功效	镇肝熄风，滋阴潜阳

主治	类中风。头目眩晕，目胀耳鸣，面色如醉，心中烦热，或时常噫气，或肢体渐觉不利，口眼㖞斜；甚或眩晕颠仆，昏不知人，移时始醒，或醒后不能复原，脉弦长有力
辨证脉象系统	粗、细、热、寒、强、弱、动、上、疾、进多退少、滑、枯，以上脉象要素主要以左手脉为主，右手脉为辅

1. 病机分析（图4-56）

以上多重病机层面及其多重子系统相互交织在一起，导致了机体以某一个功能系统为突出表现的病证。

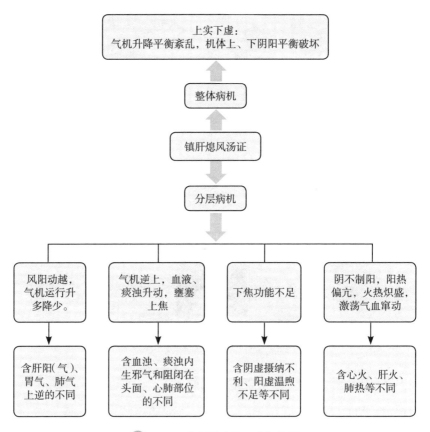

上实下虚：
气机升降平衡紊乱，机体上、下阴阳平衡破坏

整体病机

镇肝熄风汤证

分层病机

| 风阳动越，气机运行升多降少。 | 气机逆上，血液、痰浊升动，壅塞上焦 | 下焦功能不足 | 阴不制阳，阳热偏亢，火热炽盛，激荡气血窜动 |

| 含肝阳(气)、胃气、肺气上逆的不同 | 含血浊、痰浊内生邪气和阻闭在头面、心肺部位的不同 | 含阴虚摄纳不利、阳虚温煦不足等不同 | 含心火、肝火、肺热等不同 |

图4-56 镇肝熄风汤证病机分析

此方为张锡纯治疗类中风创立。但是笔者体会只要符合肝肾不足，风阳内动病机的病证应用此方效果俱佳，如头痛、失眠、肩背疼痛、头面部湿疹，甚至风心病心力衰竭、冠心病等。本方所适应的病机为"上实下虚"，所以除去上述以"上实"为突出表现的病证外，笔者还曾应用于以"下虚"

为突出表现的病证，如亚急性联合变性、慢性感染性多发性神经根炎、多发性硬化等，特别是表现下肢痿软无力者。

2. 脉象要素分析（图 4-57）

诸药合用后的配伍功效与脉象所表征出的病机层面正相吻合。临床要根据各个病机层面或其下级子系统的脉象体现，调整药味的配伍关系。

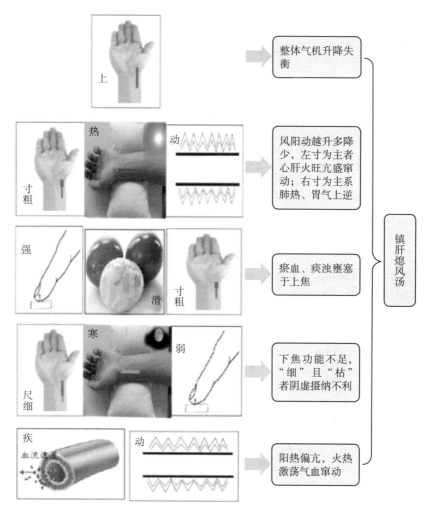

图 4-57 镇肝熄风汤证脉象要素分析

（九）升陷汤（《医学衷中参西录》）

详细信息见表 4-23。

表 4-23　升陷汤

组成	生黄芪，知母，柴胡，桔梗，升麻
功效	益气升陷
主治	大气下陷证。气短不足以息，或努力呼吸，有似乎喘，或气息将停，危在顷刻，脉沉迟微弱，或叁伍不调
辨证脉象系统	下、进少退多、粗、细、强、弱

1. 病机分析（图 4-58）

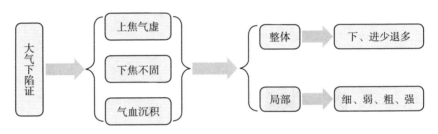

图 4-58　升陷汤证病机分析

2. 脉象要素分析（图 4-59）

临床治疗要以益气为主，升提为辅的原则，恢复气机运行的均衡性，目的明确，旗帜鲜明。

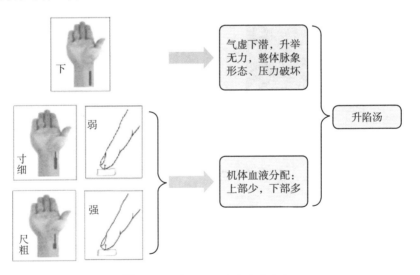

图 4-59　升陷汤证脉象要素分析

脉案分析

学习了"脉象要素"的临床采集和识别后，需要进一步分析和推理多种"脉象要素"组合所表征的意义，从而科学判断特定的病机和证候，最终在实践中指导疾病的辨证论治。这里简单列举几个脉案，通过临床上的具体诊断治疗，总结脉象要素的分析推理方法。

病案一　张某，女，45岁。2013-11-14，一诊。

主诉：背部热痛2年。

现病史：患者于2年前无明显诱因突然出现背部发紧、灼热、疼痛，于当地医院予中药治疗（具体药物不详），效欠佳，为求进一步明确诊断，特来求诊。现症见：背部发紧、灼热、疼痛，可牵涉到头面部，头痛，偶有头晕，耳鸣，无恶心呕吐，四肢乏力，脚底如踩棉花感，偶有胸闷心慌，纳差，眠差，入睡困难，多梦，二便调。月经后期，月经周期不规律。

舌象：舌瘀红，苔薄白。

脉象：详细信息见表4-24。

表4-24　病案（一）脉象

整体脉象	整体		动、疾、细、上、驶
	左		上、来疾去缓
	右		上热下寒、"郁"动
局部脉象	左	寸	动、疾、细、外侧张力增高
		关	浮、凸、粗、缓、沉取弱
		尺	沉、细、寒
	右	寸	刚、敛、疾
		关	沉、弱、寒、细
		尺	沉、弱、寒

脉象分析：如图4-60。

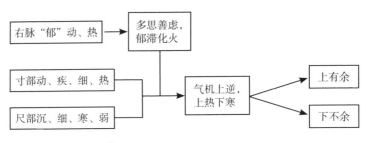

图4-60 病案（一）脉象分析

诊断：痹证。

病机：着急生气上火，火热上窜，兼有郁闷不舒，导致气机不畅。

治则：平肝降火。

治疗：瓜蒌20g，薤白12g，檀香12g，丹参20g，红花12g，紫苏梗20g，降香12g（后下），黄芩12g，黄连12g，郁金20g，防风9g，秦艽20g，独活12g，牡丹皮12g，甘草6g。7剂，水煎服，日1剂。

2013-11-21，二诊。

病史同前，服药效可。现症见：背部发紧、灼热、疼痛减轻，头痛头晕减轻，无耳鸣，纳眠可，二便调。舌红，苔薄白，脉整体下移。上方加青皮12g，徐长卿12g。

分析：如图4-61。

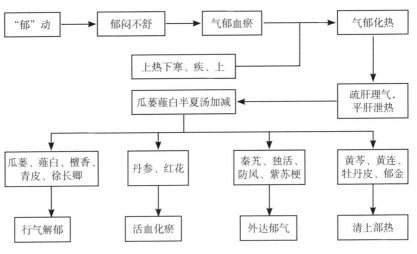

图4-61 病案（一）方药分析

病案二 李某，女，49岁。2013-11-19，一诊。

主诉：胸闷1月余，加重3天。

198

现病史：患者 1 月前无明显诱因出现胸闷、气短。近 3 天加重，为求进一步系统诊疗遂来我科。现症见：胸闷、气短，活动后加重，阵发性头晕，持续 5-10 秒，无视物旋转，无恶心呕吐，无站立不稳，无头痛，无心慌，时感腹胀满，伴嗳气泛酸，喜太息，纳可，眠欠佳，二便调。

既往体健。

舌象：舌淡红，苔薄白。

脉象：详细信息见表 4-25。

表 4-25　病案（二）脉象

整体脉象	整体		细、敛
	左		细、敛、涩、枯、热
	右		刚、细、敛
局部脉象	左	寸	刚、敛、涩、外曲
		关	刚、细、涩、沉取弱
		尺	细、沉取弱、尺下凸
	右	寸	外曲、敛、细
		关	敛、"郁"动
		尺	涩、指下黏滞感

脉象分析：如图 4-62。

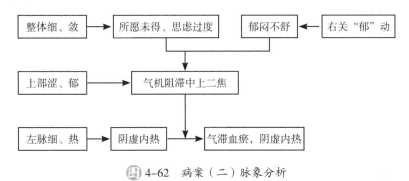

图 4-62　病案（二）脉象分析

诊断：胸痹

病机：思虑过度，肝气不舒、气机郁滞，化热伤阴、血行瘀阻。

治则：宽胸理气，养阴活血。

治疗：瓜蒌 20g，红花 12g，丹参 20g，桃仁 15g，川芎 20g，防风 9g，荆芥 12g，白芍 15g，当归 12g，紫苏叶 15g，厚朴 12g，连翘 20g，沙参 12g，

麦冬 12g，檀香 12g。7 剂，水煎服，日 1 剂。

2013-11-26，二诊。

病史同前，服药效佳。患者服药后出现排气增多，无明显不适。现患者胸闷减轻，无气短，无头痛，无心慌，腹胀满减轻，纳眠可，二便调。舌淡红苔薄白，脉"郁"动减弱。上方加荆芥 12g，防风 9g。

分析：如图 4-63。

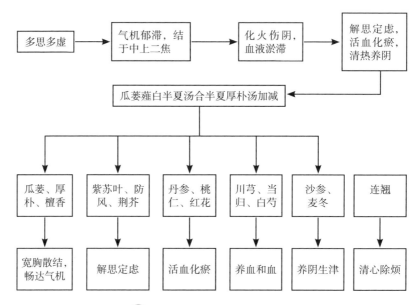

图 4-63 病案（二）方药分析

病案三 刘某，男，55 岁。2013-12-22，一诊。

主诉：发热、恶寒伴咳嗽、咳痰 1 天。

现病史：患者 1 天前受凉后出现发热、恶寒，体温最高达 39.6℃，伴有咳嗽，咳黄色脓痰，痰中带有血丝，咽痛、头痛、全身酸痛。现症见：发热、恶寒，伴阵发性干咳，咳声不扬，咽痛，无鼻塞流涕，无胸闷憋喘，无头痛头晕，无恶心呕吐，纳可，眠差，小便黄，便秘。咽红，扁桃体 I 度肿大，听诊双肺呼吸音粗。

舌象：舌质淡，舌尖红，苔薄黄而干。

脉象：详细信息见表 4-26。

表 4-26　病案（三）脉象

整体脉象	整体	热、郁动，广泛气包凸起		
	左	热、沉、涩、短、郁动、细		
	右	整体脉畸形，关尺脉管内曲，寸相对外曲，长、上（超过鱼际）、热、烦躁郁动、疾、驶		
局部脉象	左	寸	寸上不及、细
		关	粗、凸、强、热
		尺	热、强、尺部脉管内外壁侧壁张力增高
	右	寸	凸、粗、热
		关	凸、细
		尺	敛、细，谐振波多，有点状凸起，外侧张力增高

脉象分析：如图 4-64。

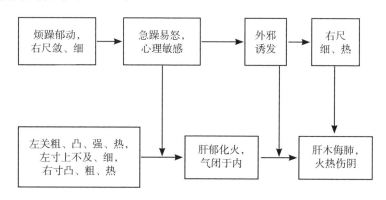

图 4-64　病案（三）脉象分析

诊断：咳嗽

病机：该患者平时性格敏感，心理情绪自稳性差，烦躁易怒，肝气郁闭，肝木侮肺，气机郁闭于内，正气不达于表，一遇外邪则横逆郁肺，郁气上出，出现干咳。

治则：疏肝理气，清肺泄热。

治疗：瓜蒌 20g，薤白 12g，清半夏 9g，甘草 6g，丹参 20g，川芎 15g，檀香 12g，砂仁 9g（后下），红花 12g，防风 9g，桑白皮 20g，白芍 30g，紫苏梗 15g，代赭石 20g（先煎），旋覆花 12g（包煎），沙参 30g，麦冬 15g，紫菀 15g，前胡 12g。7 剂，水煎服，日 1 剂。

分析：如图 4-65。

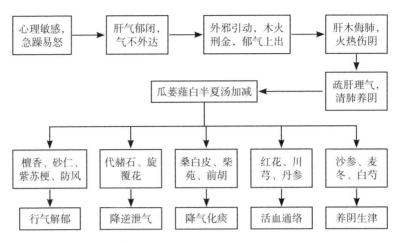

图 4-65 病案（三）方药分析

病案四 陈某，女，67 岁。2014-1-21，一诊。

主诉：左侧肢体活动不利 2 月余。

现病史：患者 3 年前因言语不利入院，诊断为"脑梗死"，治疗后好转出院，2 月前无明显诱因出现左侧肢体活动不利，饮水呛咳，乏力，就诊于当地医院，予以营养神经，降颅压等治疗，症状缓解后出院。现症见：左侧肢体活动不利，乏力，精神不振，昼夜颠倒，左侧面肌痉挛，鼻唇沟变浅，伸舌左偏，无意识障碍，无头晕头痛，无发热、咳嗽，偶有胸闷心慌，纳眠可，二便调。

舌象：舌质瘀红，苔黄。

脉象：详细信息见表 4-27。

表 4-27 病案（四）脉象

	整体		刚、涩
整体脉象	左		热、驶、粗、涩
	右		怠、缓、涩
局部脉象	左	寸	上、疾、热、动
		关	粗、涩、凸、热
		尺	细、动、枯
	右	寸	细、弱、动
		关	细、沉
		尺	动、涩

脉象分析：如图4-66。

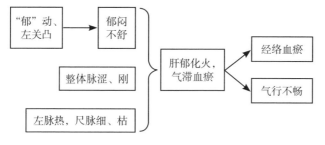

图 4-66　病案（四）脉象分析

诊断：中风——中脏腑

病机：长期的郁闷不舒兼有伤心的心理状态，导致经络血瘀。

治则：疏肝理气，定惊解虑。

治疗：桃仁9g，红花12g，熟地黄20g，川芎15g，当归12g，白芍20g，柴胡12g，枳壳12g，甘草6g，桔梗12g，川牛膝15g，荆芥20g，防风9g，牡丹皮12g，栀子9g，黄芩12g，香附20g，苍术15g。7剂，水煎服，日1剂。

分析：如图4-67。

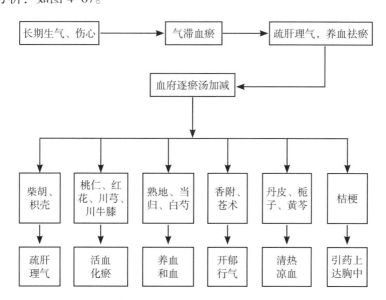

图 4-67　病案（四）方药分析

病案五　王某，男，60岁。2014-1-22，一诊。

主诉：右侧肢体乏力3天。

现病史：患者于5年前因突发意识不清，无昏迷入院，于当地医院诊断为"脑梗死"，具体治疗不详，3天前无明显诱因突然出现饮水呛咳，无吞咽困难，言语略謇涩，伸舌右偏，右侧肢体乏力，无头晕头痛，无胸闷心慌，无耳鸣耳聋，无恶心呕吐，纳眠可，二便调。

既往史：脑梗死病史5年。

舌象：舌质暗红，苔白厚。

脉象：详细信息见表4-28。

表4-28 病案（五）脉象

整体脉象	整体	上细下粗、下、"郁"动
	左	细、涩、"郁"动
	右	上细下粗、下、进少退多、薄
局部脉象	左	寸	沉、细、弱
		关	凸、"郁"动
		尺	细、涩、枯
	右	寸	细、寒
		关	细、直
		尺	强、粗、"郁"动

脉象分析：如图4-68。

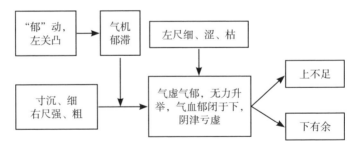

图4-68 病案（五）脉象分析

诊断：中风——中脏腑

病机：气虚兼气郁导致气机无力升举，清阳之气下陷，气血瘀积于下。

治则：疏肝理气，升阳散郁。

治疗：黄芪45g，党参15g，白术20g，白芍30g，当归15g，川芎15g，秦艽20g，羌活12g，黄芩15g，香附20g，苍术20g，生麦芽12g，桔梗9g，升麻12g，甘草6g，生麻黄6g，青皮6g，防风15g。7剂，水煎服，日1剂。

2014-1-29，二诊。

服药效可。现患者右侧肢体乏力减轻，无饮水呛咳，无吞咽困难，无头晕、头痛，无胸闷、心慌，纳眠可，二便可。舌淡红，苔薄白，脉寸部较前粗、强。上方去生麻黄，加沙参 30g，7 剂，水煎服，日 1 剂。

分析：如图 4-69。

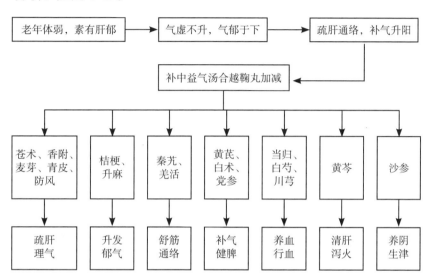

图 4-69　病案（五）方药分析

病案六　冯某，女，30 岁。2013-11-15，一诊。

主诉：颈部僵硬不适伴四肢无力、恶心呕吐 6 月，加重 1 月。

现病史：患者 6 月前无明显诱因出现颈部僵硬不适，伴四肢无力、恶心呕吐、呼吸困难、心悸等症状，未行系统治疗，1 月前无明显诱因出现上述症状加重，行针灸推拿、膏药等治疗后上述症状无明显改善，为求进一步诊疗，特来我院脊柱骨科门诊就诊，门诊医师查体阅片后以"颈椎病（交感神经型）"收入我院脊柱骨科，经针灸、敷贴、中药等治疗后，效可，为求进一步系统治疗收入我科。现症见：颈部僵硬不适，四肢乏力较之前减轻，偶有心慌胸闷，无恶心呕吐，纳眠可，二便调。

既往史：既往高血压病史 3 年，自服"倍他乐克""硝苯地平"控制，血压控制可。

舌象：舌暗红，苔薄白。

脉象：详细信息见表 4-29。

表 4-29　病案（六）脉象

整体脉象	整体	粗、缓、厚					
	左	粗、缓、稠、厚、短、上细下粗、进少退多					
	右	热、稠、短、涩					
局部脉象	左	寸	弱、细、外侧张力增高				
		关	稠、浮、粗、滑、厚、强				
		尺	粗、厚、稠、强				
	右	寸	凸偏外侧管壁较厚强、内侧较弱				
		关	浮取有糖涩波				
		尺	敛、粗、凸、外侧张力高				

脉象分析：如图 4-70。

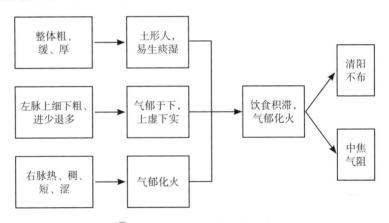

图 4-70　病案（六）脉象分析

诊断：痹症

病机：饮食积滞，精微不布，化生痰浊，气郁不舒，痰浊气郁阻于下。

治则：升清化浊，疏肝解郁。

治疗：天麻 15g，葛根 15g，清半夏 9g，厚朴 9g，防风 15g，琥珀 2g（冲服），白芍 15g，牡蛎 30g（先煎），百合 15g，知母 10g，山药 20g，五味子 15g，朱砂 0.5g（冲服），鸡内金 15g，香椿皮 15g，云苓 30g。7 剂，水煎服，日 1 剂。

分析：如图 4-71。

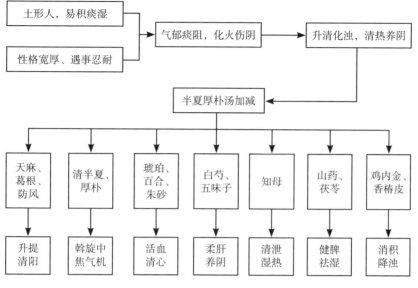

图4-71 病案（六）方药分析